Salud Inteligente

Conozca su Cuerpo y aprenda a escucharlo

Edward T. Gasca

ADVERTENCIA A LOS LECTORES

Este libro ha sido escrito y publicado únicamente con el propósito de informar y educar. No es la intención de servir como consejo o tratamiento médico. Usted debe siempre consultar con su médico antes de cambiar o alterar su dieta o tratamiento medicinal. Cualquier uso de la información en este libro es hecho con la libertad y responsabilidad del lector. Este libro no tiene la intención de diagnosticar o recetar alguna condición médica, y no es sustituto para consultar un Doctor.

CONTENIDO

1. Prólogo   5

2. Introducción: Bienvenido   7

3. Cómo funciona el cuerpo   11

4. El Aire   15

5. El Agua   18

6. El Sol   25

7. Ejercicio   27

8. El Alimento Perfecto   34

9. Vivo o Muerto   38

10. Combinación de las comidas   43

11. Grasas y Aceites   45

12. Dieta Vegetariana   46

13. Comida Natural   54

14. La sal y los condimentos   55

15. Azucares y endulzadores 57

16. Sodas y otras bebidas 59

17. Tabaco y Alcohol 60

18. La Enfermedad 61

19. El Sexo: Energía que Cura 70

20. Los Siete Doctores de la Naturaleza 72

21. Conclusión 72

22. Bibliografía 76

PROLOGO

Apreciados Lectores y Amigos

Es con una gran urgencia que me he propuesto realizar este projecto. Por muchos años he estado consiente de la necesidad de entender la ciencia de mantener una buena salud. Es lamentable que la ignorancia respecto a este tema nos ha ocasionado las enfermedades y problemas que nos afligen hoy día. La nutrición es la tragedia de esta humanidad, destruyendo más vidas que todas las guerras, accidentes y homicidios pueden causar. Es en gran número la cantidad de gente que sufre enfermedad y dolor sin encontrar una solución a su problema, así como los que han sido "rechazados" por la ciencia médica que no ha logrado encontrar la "píldora mágica" para sanar su enfermedad.

La buena salud y la enfermedad no son misterio, y mi deseo primordial al escribir este libro ha sido el de demostrar que podemos lograr ser nuestro propio médico, pues es nuestro derecho propio y obligación el conocer la casa donde habitamos. Debe ser de prioridad en nuestra vida el aprender a conocer el funcionamiento de nuestro organismo para poder mantener una buena salud. Las cosas buenas en esta vida requieren esfuerzo y propósito, y la salud es una de ellas. A pesar de que la buena salud no significa la prioridad principal en nuestra vida, sin ella, todos los anhelos y propósitos se tornan imposibles. No hay diferencia, si está saludable o enfermo, usted necesita escuchar los consejos que la naturaleza le ofrece para mantener el bienestar y la felicidad, producto de una buena salud.

Le aseguro que el tiempo que invierta leyendo esta información y el esfuerzo que haga por lograr el conocimiento de "escuchar a su cuerpo" le obsequiará con una invaluable sabiduría en su vida. No hay dinero ni riqueza con que se puede obtener una buena salud. Es un tesoro que tenemos que aprender a cuidar, y la información que tiene en sus manos le ayudará inmensamente.

Es mi deseo que pueda realizar su vida con una meta o propósito, donde usted pueda ser un buen testimonio para los que le rodean. Usted necesita de ellos, así como ellos de usted. Visualice cada día como el todo de su vida. "El que bien empieza, bien acaba". Nunca es tarde para fijar en su vida un objetivo, un ideal, una meta, un lugar dónde llegar, cinco, diez, veinte años, visualice ese sueño, ese deseo, el que, mediante un firme propósito se hará realidad. Nuestro cuerpo es el vehículo que nos transporta hacia esa meta. Cuídalo como tu más preciado tesoro y él te proporcionará los anhelos de tu corazón. Dios te bendiga y conceda la sabiduría y entendimiento que solo El nos puede proporcionar.

Sinceramente, Edward T. Gasca.

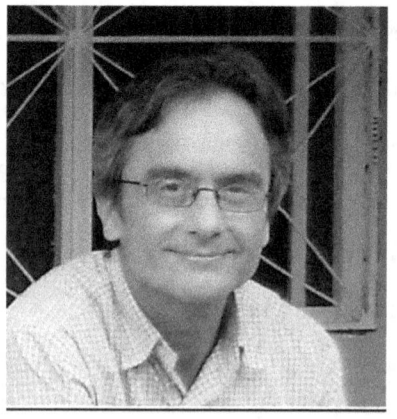

INTRODUCCION

BIENVENIDO

Soy tu cuerpo, quiero hablar contigo, y espero que me escuches y pongas mucho cuidado a lo que te quiero decir. Mi intención es que aprendas a escucharme. Quiero proporcionarte la información necesaria para que me conozcas. Quiero que entiendas cómo estoy diseñado, cómo funciono, y lo que tienes que hacer para que yo pueda brindarte muchos años de servicio. Es importante que aprendas los principios básicos para mi buena salud. Debido a la confusión y el misterio que hay respecto a la nutrición, mucha gente prefiere ignorarme y continúan consumiendo alimento que no me provee la nutrición necesaria, me ocasiona daño, y por consiguiente, tarde o temprano me enfermo. Fui diseñado y estoy capacitado para mantenerme en buena salud. Naturalmente, existen ciertas condiciones para que me pueda mantener saludable. Ese es mi propósito, proporcionarte la información necesaria para que me puedas cuidar. Tú me cuidas en la manera que necesito, y te prometo que te voy a responder con buenos años de salud y bienestar.

Debido a que has sido descuidado conmigo y estás acostumbrado a proporcionarme alimento que me cae mal, no es muy fácil el cambio, y tienes que tener cuidado porque puedo reaccionar de una manera que probablemente te va a ocasionar incomodidad. Tienes que tener paciencia y no alarmarte. El proceso puede tomar tiempo pero es efectivo. El mecanismo de auto-sanidad que poseo nunca falla, pero tienes que entender cómo trabaja. Si en realidad deseas cuidarme y mantenerme saludable, quiero que entiendas que es algo que tienes que proponerte por el resto de tu vida. Lo importante es que me puedas mantener saludable y sin complicaciones hasta el día que inspires el último aliento de vida, pero me mantengas "lleno de días".

Quiero advertirte que muchas cosas que voy a decir contradicen lo que saben los médicos y el público en general. Hay mucha ciencia y conocimiento respecto a mí que aún se desconoce. Lo importante por ahora, es que tengas un conocimiento básico. Cuando aprendas a "escucharme", entenderás mucho mejor cómo funciono. Mi Diseñador y Creador me dotó de inteligencia y sabiduría para funcionar de acuerdo con las leyes naturales que controlan toda la creación. El sol, la luna, los planetas, el día, y la noche, tienen influencia en la manera como funciono. Te prometo que va a ser una experiencia interesante. Confío en tu coraje y decisión de cambiar tu vida. Estoy para tu servicio y cualquier cosa que tu mente desee lo puedo realizar.

La información que vas a encontrar en este libro está escrita en un lenguaje simple y sencillo de entender. Lo único que te recomiendo es que dispongas tu mente para escuchar y analizar. Lo que no entiendas o dudes, investígalo. Hay mucho de ciencia y misterio en lo que se refiere a la buena salud y la enfermedad. Aparte de lo que se relaciona conmigo, tienes que tener en cuenta la disposición o intenciones de tu mente para con tus semejantes y todo lo que te rodea. Odio, orgullo, y envidia, son cosas que me afectan negativamente y te aconsejo que lo evites. Aparte de la vida física tienes la vida espiritual. Préstale atención porque ella influye mucho en mí. **La vida espiritual y la nutrición van de la mano por toda tu vida**. Te garantizo que me vas a conocer mucho mejor cuando abras tus ojos espirituales y entiendas la razón por la cual estás viviendo. Algo muy importante que tienes que tener en cuenta es la actitud de tu mente, lo que piensas y manifiestas con tus palabras o tus acciones. Es como una energía que procede de ti y afecta todo lo que te rodea, y al final, esta misma energía va a retornar a ti. Es por esta razón que es importante que te asegures que solo permitas que de ti siempre emanen intenciones y deseos positivos, de lo contrario, tú mismo te estás perjudicando. Fuiste hecho a semejanza de tu Creador, y el potencial que hay en ti no tiene límites. Vas a entender que la salud y el bienestar comprenden mucho más que lo que comes. El dicho "eres lo que comes" es muy cierto, y a esto le tienes que agregar que tú eres lo que piensas, lo que dices, y lo que hay en tu mente y lo manifiestas al mundo.

Haz sido "condicionado" a la civilización en que vives, tu vida es una repetición continua de hábitos adquiridos, y esto incluye la vida espiritual. Actúas como máquina programada, sin necesidad de utilizar tu cerebro. Por supuesto, la dieta forma parte de estos hábitos adquiridos. Nunca te haces la pregunta respecto al valor nutritivo del alimento que me provees. Entiendo que todo esto es parte de la falta de conocimiento en cuanto a mi origen, o de la manera como fui diseñado.

Se dice que "la verdad es el mejor argumento", y es mi deseo que aprendas algo que está basado en la verdad de la historia de esta humanidad. Solo necesitas utilizar tu cerebro, analizar y comprobar lo que quiero compartir contigo, te convenzas por tí mismo de los secretos de la ciencia maravillosa de la creación, para que seas sabio y entiendas la razón de tu existencia.

Hay un proverbio chino que dice: **"El bienestar de tu cuerpo es la base para una paz interna y una vida feliz"**. Hay que reconocer que la salud no lo es todo en la vida, pero cuando falta esa salud, lo demás pierde su significado y valor. En una forma breve y clara, enumeraré los requisitos fundamentales que necesito para mantenerme en buen estado de salud.

Se ha escrito bastante acerca de nutrición y dietas. Es por eso que he tomado la decisión yo mismo, tu cuerpo, de hablar contigo, para despejar muchas dudas y aclarar la confusión que se ha creado respecto a mí. Nunca es tarde para que te propongas ponerme atención y cuidarme. En tanto que haya el aliento de vida en mí, siempre tienes la oportunidad de renovarme, rejuvenecerme, y prepararme para una vida saludable.

Hay muchas maneras de llevar tu vida a través de tu existencia, pero la mejor manera de lograr todo lo que los buenos deseos de tu corazón buscan, es mediante una Salud Inteligente.

"Entonces Jehová Dios formó al hombre del polvo de la tierra..."

Génesis 2:7

COMO FUNCIONA EL CUERPO

El cuerpo humano requiere ciertos elementos para su funcionamiento: oxígeno 65%, carbón 18.5%, hidrógeno 9.5%, nitrógeno 3.2%, calcio 1.5%, fósforo 1.0%, potasio 0.4%, azufre 0.3%, cloro 0.2%, sodio 0.2%, magnesio 0.1%. Además, existen otros elementos que son necesarios en menor cantidad: cobalto, cobre, fluoruro, yodo, hierro, manganeso y zinc. Todos estos elementos son procesados por la naturaleza en una forma que es asimilable por el cuerpo humano.

La estructura y organización del cuerpo humano está muy relacionada y afectada por todo lo que le rodea en la naturaleza como el sol, la luna, los planetas, las plantas, el agua, el día, y la noche. Hay elementos en el medio ambiente que afectan negativamente al cuerpo, como la electricidad y la polución. El cuerpo humano, así como la tierra, tiene una composición de agua en un 70%. Es importante tratar de mantener este porcentaje de agua en el organismo.

Durante el ciclo de 24 horas, el cuerpo humano realiza 3 funciones muy importantes: asimilación, eliminación o desintoxicación, y descanso. La más importante de estas funciones es la eliminación o desintoxicación, ya que es la oportunidad que tiene el organismo de deshacerse del desperdicio que se produce. El desperdicio que el cuerpo no pueda eliminar va a ocasionar problemas en la salud. Es de suprema importancia el poner atención al desarrollo de este ciclo diario. Es la parte más importante del programa de prevención para mantener una buena salud.

ELIMINACION

El ciclo de eliminación o desintoxicación es el más importante y es el período que abarca desde las 4 de la mañana hasta las 12 del día. Durante este tiempo el cuerpo elimina el desperdicio y las toxinas, y así mantiene el ambiente propicio para el funcionamiento óptimo del trillón de células que componen el cuerpo humano. Desafortunadamente se interrumpe este proceso de desintoxicación al consumir el desayuno. Como el nombre lo dice, DES-AYUNO, es una interrupción al ciclo del ayuno. En otras palabras, el período de 4 de la mañana a 12 del día no es tiempo de digestión sino de eliminación. El cuerpo no puede limpiar y digerir al mismo tiempo.

El tema del desayuno es muy controversial. Es la opinión general que el desayuno es el principal alimento del día, y existe la creencia que hay que suplir energía al cuerpo para la actividad del día. Se puede hacer un análisis sencillo. Durante la noche, al dormir, el cuerpo descansa y se recupera para la labor del día siguiente. En otras palabras, en la mañana el cuerpo está listo para la actividad del día, con la energía recuperada durante el descanso de la noche. Cuál es el propósito de darle más comida?   **El desayuno es un hábito que se ha adquirido y es una comida innecesaria y perjudicial para el cuerpo**.

El cuerpo no tiene necesidad de alimento alguno en la mañana. En caso de sentir hambre durante este período de desintoxicación, lo más apropiado es consumir alimento que asista al cuerpo en el proceso de eliminación. El alimento más apropiado es la fruta, o también, un vaso de agua destilada (más sobre el agua en otro capítulo) con jugo de limón recién exprimido. Esta limonada asiste al cuerpo durante el proceso de limpieza, aparte de que provee nutrición y calma el apetito. También es una gran ayuda para la reducción de peso.

El ayuno es parte del programa para mantener una buena salud. Es durante esta parte del día que se debe hacer el ayuno diario. Hay programas de ayuno que se hace por varios días con el propósito de desintoxicar el cuerpo, pero tienen bastantes riesgos, ya que las reacciones del cuerpo pueden ser difíciles de controlar. Siempre y cuando tengamos la disciplina de hacer el ayuno diario, los ayunos largos son innecesarios, excepto si se hace por una razón espiritual.

ASIMILACION

Luego del período de eliminación o desintoxicación, es el momento cuando la energía del sol se proyecta con más fuerza sobre la tierra y esto ayuda al cuerpo en el proceso de digestión.

El plan de vivir el día observando este ciclo de tres etapas requiere bastante disciplina en lo que se refiere a la clase de comida y en qué momento se consume. Respecto a la hora, es algo que tiene que ver mucho con las necesidades de cada persona. Luego del ciclo de desintoxicación o ayuno, lo más probable es que haya buen apetito para consumir el almuerzo apenas empieza este período, o se puede esperar más tarde. La idea es tener el tiempo suficiente para la digestión del alimento antes de retirarse a dormir. Se recomienda un mínimo de tres horas.

DESCANSO

El descanso es un período de tremenda importancia para el cuerpo. El sueño es un tónico reparador para cada célula del organismo. Lo ideal es permitirle al cuerpo que pueda disfrutar de este descanso en la mejor manera. El comer tarde en la noche, irse a la cama con los nervios alterados, o disgustado, y acostarse tarde, son maneras de perturbar ese descanso ideal. Se debe tener en cuenta el ambiente del lugar donde dormimos. Se recomienda que sea un lugar donde circule aire fresco, y mucho mejor, con vegetación o plantas alrededor para purificar el aire.

Hay mucha ignorancia respecto a este tema y no se aprecia o se entiende lo que el sueño representa para la salud. La actividad de la vida nocturna se ve por cualquier lugar y hay ciudades como New York, que se enorgullecen en llamarse "la ciudad que nunca duerme". Es una costumbre muy general el ir a la cama tarde con el estómago aún tratando de digerir la cena.

Si observamos la naturaleza, toda actividad cesa al ocultarse el sol. Los animales tienen el instinto de "retirarse" cuando se oculta el sol. Se dice que se duerme mejor si uno se acuesta antes de las 12 de la noche. Creo que uno se debe acostar lo más temprano posible después que se oculta el sol.

Hay bastante polémica acerca del tiempo que uno debe dormir. El cuerpo, en su sabiduría, sabe qué tiempo necesita para descansar. Hay muchos factores que afectan este descanso. No se puede suponer que la persona que se la pasa todo el día frente al computador necesite el mismo descanso que una persona que hace labor pesada con una actividad que la mantiene de pie. La dieta influye mucho en la cantidad de descanso que el cuerpo necesita.

Una dieta vegetariana requiere menos energía para digerir si la comparamos con una dieta que contiene proteína animal. Proteína y grasa de origen animal, y almidones, requieren gran cantidad de energía para procesar. Hasta la edad de 7 años, cuando el cuerpo tiene el período de mayor desarrollo, el cuerpo requiere más descanso. En la edad adulta la necesidad del sueño va disminuyendo. Es importante mencionar que el uso de alarmas para despertar no es aconsejable. Lo ideal es despertar a un nuevo día, con el cuerpo descansado, relajado, y con la energía para realizar la actividad que nos corresponde. Para que esto sea posible, hay que planearlo el día anterior.

"Entonces Jehová Dios formó al hombre del polvo de la tierra, y sopló en su nariz aliento de vida, y fue el hombre un ser viviente".

Génesis 2:7

EL AIRE

El aire, o la atmósfera, es el volumen de gases que se extiende sobre la tierra. No tiene color, sabor, es invisible, y su influencia en nuestras vidas es de suprema importancia. El 78.09% es Nitrógeno, 20.94% es Oxígeno y el .97% restante se compone de argón, óxido de carbono, helio, criptón, neón, hidrógeno, amonio, vapor de agua, ácido nítrico, sustancias radio-activas, y polvo.

No hay nada tan primordial y necesario para la vida en este planeta como el aire. El cuerpo humano puede vivir sin comida por meses, sin agua por varios días, pero la ausencia de aire por unos pocos minutos produce la muerte. Básicamente, **EL AIRE ES EL ALIMENTO MAS IMPORTANTE PARA EL CUERPO**. La importancia de respirar aire puro es algo que se debe tener en cuenta para el mantenimiento de una buena salud, junto con el ejercicio de respiración profunda que recomiendo se haga diariamente. Este ejercicio de respiración profunda es supremamente importante para proveer al organismo con el oxígeno necesario para el funcionamiento de las células. Se ha observado en experimentos, que las células cancerosas carecen de oxígeno.

El cuerpo continuamente está produciendo desperdicio que es tóxico para el organismo. Los pulmones, en conjunto con la piel, desalojan gran cantidad de ácido carbónico y otros gases venenosos, por consiguiente necesitamos poner mucha atención a la clase de aire que nos rodea. Este ácido carbónico es renovado o purificado por las plantas. No es recomendable vestir ropa muy apretada o pesada, ya que esto impide la respiración apropiada por medio de la piel. También, se debe evitar usar perfumes o lociones, así como desodorante, pues todos estos compuestos químicos obstruyen los poros en la piel.

De acuerdo con el relato Bíblico, el hombre fue un ser viviente en el momento en que Dios sopló en su nariz. Este aliento, soplo de vida, o inyección de aire, nos trajo a la existencia, nos dio vida.

El acto de respirar es algo que es completamente involuntario de nuestra parte. En una respiración normal solo el 60%-70% del pulmón es constantemente renovado de oxígeno. Ciertas áreas donde el oxígeno no es renovado, se van debilitando y son vulnerables a impurezas en el aire. Es por esta razón que debemos asegurarnos de hacer ejercicios de respiración profunda, por lo menos 10 minutos al día. Hay maneras de mejorar nuestra respiración normal y esto lo podemos hacer en cualquier momento dándonos cuenta de la postura que mantenemos, parados o sentados, y haciendo un esfuerzo por introducir más aire en los pulmones. Está comprobado que para confrontar situaciones que nos producen estrés, o momentos de ansiedad cuando nuestro sistema nervioso se altera, la respiración profunda ayuda a despejar la mente, relajar el cuerpo, y nos sentimos más capacitados para controlar la situación.

La mayor parte de la población que se desempeña en su profesión tiene que acudir a las ciudades, ya que allí se concentra toda la actividad comercial y económica del área. Desafortunadamente, las ciudades tienen un alto grado de contaminación del aire. Si usted no tiene otra alternativa y tiene que vivir en la ciudad, trate de vivir en un área que esté rodeada de árboles, alejado de autopistas y carreteras que sean bastante transitadas por automóviles, y haga su ejercicio diario de respiración profunda. Más tarde haré referencia más detallada en cuanto al ejercicio.

La vegetación tiene una función muy importante para la purificación del aire. Árboles y plantas absorben ácido carbónico y gases provenientes de combustión de compuestos químicos. Mantenga plantas a su alrededor y esto le ayudará a purificar el aire. La calidad del aire se mejora notablemente en el campo y es el lugar más apropiado para vivir.

Una dieta ideal puede producir mejores resultados en un lugar donde se respira aire fresco y puro. También existen los llamados baños de aire, que se obtienen cuando se expone el cuerpo al aire libre. Recordemos que la piel, al igual que los pulmones, son órganos de respiración. Asegúrese de hacer ejercicio de respiración profunda cada día. Esto se hace por medio del ejercicio.

"Dios prepara la lluvia para la tierra"

Salmos 147:8

EL AGUA

Un elemento tan importante para la vida como el agua requiere un estudio complejo para conocerlo. Tal vez lo más elemental que sabemos al respecto es su composición química, que son 2 moléculas de hidrógeno y 1 molécula de oxígeno. Enfocaré la presentación de este tema en lo que se refiere a su naturaleza y uso en nuestro cuerpo.

El agua es un elemento primordial para la existencia de vida en la tierra y abarca un 70% en la extensión de nuestro planeta. Las dos terceras partes de nuestro cuerpo se componen de agua: cerebro 75%, corazón 75%, pulmones 86%, músculos 75%, hígado 83%, riñones 83%, huesos 22%, sangre 83%, saliva 95%, respiración 95%.

Hay una gran confusión acerca de la naturaleza, función y uso del agua. En la tierra y en nuestro cuerpo toda actividad requiere de su presencia. Cada célula en todo ser viviente, plantas o animales, contiene agua. La principal función del agua en el organismo humano es la de transporte. Toda actividad está controlada o regulada por la presencia de agua. La asimilación, digestión y eliminación requieren una actividad y movimiento constante por medio de este vehículo que circula por cada célula y tejido del cuerpo.

Hay diferentes clases de agua. El agua que se consume en la ciudad no es igual a la que se consume en un pueblo o en una región montañosa donde la polución es baja. Podemos decir que hay agua viva, o cargada de energía solar, y agua muerta, o que ha tenido un proceso, como aplicación de calor o tratada por elementos químicos. Existe el agua suave, que tiene poco contenido inorgánico, y el agua dura, que está extremadamente cargada de materia en disolución. La naturaleza está constantemente purificando el agua por medio del proceso de destilación que realiza el sol al evaporar el agua de la tierra. Toda materia de contaminación se queda en la tierra y lo que observamos en las nubes es agua pura. Es lógico deducir que el agua de lluvia es apropiada para nuestro uso. Desafortunadamente la polución que hay en la atmósfera contamina esta lluvia y no es apropiada para el consumo humano.

La característica primordial de todo alimento procesado o cocinado es la insuficiencia en su contenido líquido. A esto se debe la recomendación que escuchamos a diario de tomar cierto número de vasos de agua.   El agua que contienen las frutas y vegetales está compuesta de elementos que proveen nutrición y energía. Las plantas tienen la capacidad de transformar los elementos inorgánicos de la tierra en sustancias que el cuerpo humano puede procesar. Todos los elementos necesarios para una buena salud los encontramos en la tierra pero en una forma inerte o muerta. Solo cuando las plantas realizan este proceso de fotosíntesis o transformación por medio del sol y el agua, estos elementos se convierten en alimento y energía para nuestro uso. Adquiera una dieta natural y olvídese de la necesidad de tomar agua.

Tenemos el concepto que el agua que recibimos en casa es la mejor, ya que ha sido tratada químicamente para su purificación. Es verdad, esta agua que se nos suministra en nuestras casas ha sido limpiada o purificada de mucha bacteria que nos enfermaría y mataría, pero ahí no termina el problema, ya que durante el recorrido desde la planta de purificación a nuestros hogares el agua está expuesta a los elementos del medio ambiente. Al servir un vaso de agua en casa la observamos clara y limpia. Si hacemos esta observación por medio de un microscopio nos daríamos cuenta lo que en realidad hay en ese vaso de agua. Esta agua está saturada de elementos inorgánicos, que podemos llamar, "en suspenso", y en su mayoría son minerales inorgánicos o sales que el cuerpo no puede utilizar y tiene que deshacerse de ellos por los canales de eliminación como son los riñones, el hígado, y la piel. Toda materia que el cuerpo no puede eliminar se aloja en los tejidos del cuerpo, dando ocasión a los problemas de salud como las piedras, la artritis, diabetes, el colesterol y el endurecimiento de las venas. Mi concepto personal es que, **TOMAR AGUA ES PELIGROSO PARA LA SALUD.**

Se puede encontrar agua que sea apropiada para el uso del cuerpo? Mi respuesta es NO. El agua contenida en frutas y vegetales es la indicada para mantener un cuerpo saludable. En caso de necesidad, para tomar agua que sea aceptable para el cuerpo, tendría que procesarla usted mismo. Básicamente, hay 2 métodos: filtración y destilación. La filtración, aunque ayuda a purificar el agua, tiene la desventaja de tener un corto tiempo de efectividad. A medida que las impurezas quedan atrapadas en el filtro, se hace más difícil purificar el agua que sigue circulando. Se necesita reemplazar el filtro constantemente.

El proceso de destilación es el más apropiado para obtener una buena calidad de agua. Prácticamente, es el mismo proceso que realiza la naturaleza cuando el agua se evapora de la tierra, se condensa en forma de nube y retorna a la tierra en forma de lluvia. La ventaja del proceso de destilación es la efectividad en remover impurezas del agua. Con el alto costo del agua embotellada, un equipo de destilación de agua se paga por sí mismo en corto tiempo. Comparativamente, un galón de agua destilada embotellada cuesta alrededor de $1.20, si usted mismo la destila en casa, el costo aproximado es de $0.40. Haga los cálculos y se dará cuenta que vale la pena la inversión en un equipo de destilación.

Existen en el mercado diferentes modelos de destiladores portables y muy sencillos de usar. Su precio no es muy elevado y le garantizo que con el tiempo su inversión le va a beneficiar su bolsillo y su salud.

Se dice que el agua destilada carece de minerales y es un agua "muerta", y por consiguiente roba al cuerpo minerales y sustancias nutritivas. Si, no tiene minerales, pero no quiere decir que va a robar al cuerpo de algún elemento que se halle en el organismo. Los minerales que se encuentran en el agua sin purificar no tienen valor nutritivo para el cuerpo porque son inorgánicos y el cuerpo no los puede utilizar, por lo tanto son perjudiciales para la salud y son la causa de muchas enfermedades. **El agua, en su configuración básica, H2O, no provee nutrición.** A pesar de ser el agua más aceptable para el consumo humano, debido a su proceso a través del calor, la configuración molecular del agua destilada no es apropiada para el cuerpo humano.

Existe el agua de fuente natural, que es bastante popular, la que se encuentra en lugares apartados, especialmente en regiones montañosas, donde la contaminación es bastante baja. El peligro de bacteria y contaminación varía según la población de fauna animal que crea desperdicio. El problema con esta agua es el contenido de materiales inorgánicos como sales y minerales, que el cuerpo no puede procesar.

Debido a la propaganda en cuanto a la contaminación, el agua embotellada tiene un alto consumo, y su costo es bastante elevado. Desafortunadamente el proceso de embotellar agua a escala comercial no garantiza que sea la mejor. Se ha encontrado muestras de agua embotellada con más bacteria que el agua que circula en el acueducto. Otro factor desfavorable es la contaminación que produce el envase plástico, ya que es hecho con ingredientes derivados del petróleo. Excepto en casos de extrema necesidad, el agua embotellada no es recomendable.

El agua tiene propiedades medicinales que vale la pena conocer. La hidroterapia es una práctica muy antigua, y es un medio de curación para muchos problemas de salud. Las cualidades más apreciables del agua son la de disolución y expansión, que aplicadas a los tejidos del organismo humano, son medicinales. Por ejemplo, el uso alternado de agua fría y caliente produce un efecto tonificador en el sistema circulatorio y reduce inflamaciones. Un baño al final del día con agua caliente relaja el cuerpo, calma los nervios, e induce a un sueño muy placentero. Las aguas termales poseen un poder medicinal que es muy conocido a través del mundo entero. La temperatura y el contenido mineral de esta agua producen una reacción en el cuerpo humano que es muy tonificadora ayudando a producir alivio en los problemas de circulación, artritis, reumatismo, y ciertos problemas de la piel. Muchos de los problemas de salud por los que acudimos al médico, se sanan con un cuidadoso uso de hidroterapia.

Con una alimentación basada en frutas y vegetales no se necesita tomar agua.

El agua puede ser causa de obesidad. El exceso de comida procesada ocasiona congestión en el cuerpo creando una necesidad de agua para procesar el alimento. Se adquiere una condición llamada "Retención de Agua", la que se manifiesta en obesidad.

CRISIS DE AGUA

Ahora, apreciado lector, es mi deseo que tome conciencia de algo que está ocurriendo y concierne a todo habitante de este planeta. Hay una crisis de escases de agua que se está complicando día a día. Alrededor del mundo, millares de niños mueren diariamente por el consumo de agua contaminada. Más de 1 billón de gente no puede obtener agua limpia para tomar. Millares de gente gastan hasta 6 horas al día recogiendo agua. Alrededor de 1 por cada 5 personas en este planeta, tienen que caminar todo el día para conseguir agua.

El caudal de los ríos ha bajado considerablemente, los lagos se están secando, y en muchas partes no llueve lo suficiente para mantener una agricultura productiva. La actividad comercial en la agricultura, con los pesticidas y químicos, y la cría de animales para los mataderos, está complicando aún más las cosas. Todo esto demanda gran cantidad de agua, la que arrastra toda esta contaminación hacia los ríos, y finalmente al mar, donde la fauna está siendo afectada. Mercurio, en especial, está contaminando las aguas marinas.

Aún los que disfrutamos de esta necesidad, y solo tenemos que abrir el grifo, tenemos problemas. El sistema de alcantarillado en la mayoría de las ciudades necesita reparaciones y la contaminación del agua es alarmante. A esto agréguele el desperdicio que se hace en la manera como utilizamos este precioso elemento, en el baño, la cocina, y otras actividades que realizamos. Mantener el agua cayendo mientras nos aplicamos el champú o nos enjabonamos el cuerpo es un desperdicio enorme que se puede evitar. Se puede utilizar la ducha solo para un enjuague final luego de enjabonarnos con una toalla pequeña.

Hay una solución para esta crisis de agua? Es importante que tomemos conciencia de este problema, hagamos un esfuerzo de nuestra parte, y evitemos su uso innecesario. **Llegará el día en que la riqueza de los países se medirá por la cantidad de agua potable que poseen**. Una manera práctica de colaborar contra este problema es evitar el consumo de productos animales y consumir frutas y vegetales que han sido cultivados orgánicamente, sin la utilización de pesticidas, o químicos. Si cada uno hacemos algo de nuestra parte, es mucho lo que se puede lograr.

"Más los que te aman, oh Jehová, sean como el sol cuando sale en su fuerza"

Jueces 5: 31

EL SOL

Toda la vida en la tierra depende del sol. Provee la luz, el calor, y la energía a las plantas para el proceso de transformación de los elementos que proporcionan el alimento y sustento en la tierra.

En la antigüedad se creía que el sol alimentaba los músculos. Los Romanos utilizaban el sol para entrenar a sus gladiadores porque sabían que la luz solar les proporcionaba energía y engrandecía los músculos.

Hay bastante evidencia de que la luz solar produce un efecto metabólico en el cuerpo, similar al entrenamiento físico. Se ha comprobado que el hacer ejercicio a la luz del sol produce más resistencia y energía en el cuerpo, reduce la presión sanguínea, la eficiencia del corazón aumenta, balancea el azúcar en la sangre, ayuda a tolerar el estrés, estimula la producción de hormonas sexuales en el hombre y la mujer y aumenta la capacidad de la sangre para transportar oxígeno a las células. La luz solar ayuda en la producción y utilización de ciertas vitaminas que adquirimos en la comida.

La idea de que el sol ocasiona cáncer en la piel se ha generalizado al punto que se recomienda evitar exponerse a los rayos solares. Las razones que se dan se basan en la destrucción que ha sufrido la capa atmosférica de la tierra debido a la contaminación ocasionada por la combustión de elementos químicos. Se han hecho investigaciones acerca de la influencia de la dieta en relación con el cáncer de la piel y los resultados han sido un poco no muy concretos, ya que existen otros factores que tienen que tomarse en consideración, como por ejemplo los factores genéticos que se heredan. Lo más significativo en esta investigación ha sido el observar la influencia de las grasas animales en la dieta. No solo cáncer en la piel, pero cáncer del seno y cáncer en el colon tienden a manifestarse con más frecuencia con el consumo de una dieta alta en grasa animal. Este tema de las grasas en la dieta es bastante complejo y lo analizaré más adelante.

La aclaración que quiero hacer por ahora, es que la dieta tiene una relación muy directa con la manifestación de cáncer en el organismo, y la exposición de la piel a los rayos solares ocasiona ciertas reacciones en los tejidos celulares de la piel que resultan en la manifestación de estas células cancerosas cuando hay excesivo consumo de grasas animales. **El sol no ocasiona o produce cáncer**. Debido a la destrucción de la capa atmosférica por la polución, hay que tener precaución al exponer el cuerpo al sol. Determinadas horas del día no son convenientes para tomar el baño de sol, como por ejemplo en las horas del medio día, cuando los rayos solares son más intensos. No recomiendo el uso de lociones y cremas porque obstruyen los poros de la piel. Hay personas que son extremadamente sensitivas a la luz solar debido al color de la piel y por supuesto, más precaución se requiere. Lo más prudente es tomar baños de sol cortos e ir incrementando el tiempo poco a poco, asegurándose de exponer ambos lados, pecho y espalda, por determinados minutos. Para adquirir un color agradable en la piel, aliméntese con la diversidad de colores que ofrece la naturaleza en la dieta vegetariana.

El hombre, en su estado original, vivía desnudo. Los baños de sol y aire eran parte de su vida natural. No existe institución académica en el mundo donde se enseñe la influencia que el aire y el sol tienen sobre el cuerpo humano. Le corresponde a cada persona hacer su propia investigación, descubrir y entender el misterio que hay en la ciencia de mantener una buena salud utilizando los elementos que la naturaleza nos ofrece. Las plantas manufacturan el alimento que consumimos por medio de la energía solar. No cabe duda que necesitamos exponer nuestro cuerpo a esta fuente de vida.

La línea Ecuatorial es una región donde el clima es moderado. En esta área no se presentan los grandes extremos de frío y calor. La uniformidad de clima en esta zona es muy beneficiosa para el funcionamiento armonioso del sistema celular en el cuerpo humano. La brisa tropical producida por el mar es el mejor aire que se puede respirar. Para aquellos que tengan la intención o deseo por esa salud ideal, la zona tropical es el lugar indicado.

"El ejercicio corporal es algo provechoso"

1 Timoteo 4:8

EJERCICIO

El cuerpo humano fue diseñado para estar en constante actividad. El transportarnos de un lugar a otro en un auto, permanecer la mayor parte del día frente a un computador, o sentarnos y auto-hipnotizarnos frente a un televisor, es algo inadecuado para el correcto funcionamiento y desarrollo del cuerpo. Los animales, en su estado salvaje, viven en constante actividad. El sistema linfático en el cuerpo humano requiere la actividad o movimiento para su correcto funcionamiento.

EL EJERCICIO CONDICIONA EL CUERPO PARA MANTENER UNA BUENA SALUD. Digestión, asimilación y eliminación, son funciones que por medio del ejercicio pueden mantenerse en buenas condiciones. Muchos de los problemas de la salud que hoy conocemos como la obesidad, diabetes, enfermedades del sistema circulatorio y el corazón, tienen su causa en la falta de actividad o movimiento del cuerpo. Es una necesidad primordial el suministrar diariamente al cuerpo una buena cantidad de oxígeno a través de una respiración profunda. El ejercicio produce una combustión acelerada debido al uso de energía. Desperdicio producido, como el ácido úrico y gases producidos por la reacción de las células, tienen que ser oxidado o neutralizado antes de ser expulsados por vías como los riñones y la piel. El oxígeno tiene una función muy importante en la actividad del ejercicio ya que actúa como agente de combustión y desinfectante al mismo tiempo.

La respiración es una función completamente involuntaria, por lo cual debemos asegurarnos que estamos respirando apropiadamente. Durante el ejercicio, el objetivo debe ser la respiración profunda para oxigenar los pulmones en su máxima capacidad. Los pulmones y el corazón se complementan en la función de purificar y distribuir la sangre que nos mantiene con vida.

Es importante saber qué clase de ejercicio se debe hacer, cómo hacerlo, y cuándo. El ejercicio más apropiado es el caminar. El trote o la carrera ocasionan movimiento brusco y presión a muchos tejidos delicados. Veteranos participantes en maratones tienen problemas en las rodillas y la columna vertebral. El caminar es la forma más natural de movimiento, donde cada miembro del cuerpo participa de esta actividad. El caminar produce una especie de masaje a cada músculo. Cuando se incrementa la velocidad del paso durante este ejercicio, uno de los músculos que más se ejercita es el corazón, lo que es muy beneficioso para su funcionamiento.

Una fase importante del ejercicio es el estiramiento muscular que debe hacerse al principio y al final de la sesión. El objeto es relajar los músculos para que así puedan desalojar más fácilmente el ácido úrico que se produce durante el ejercicio. El ejercicio de resistencia con pesas también es beneficioso para tonificar los músculos. La mejor manera de hacer ejercicio aeróbico, como se le llama modernamente, es caminar con paso apresurado por un mínimo de por lo menos dos kilómetros. Muchas veces no es fácil disponer de un sitio apropiado para hacer ejercicio, ya que no existen áreas de recreación o el aire es bastante contaminado, especialmente si se vive en las cercanías de carreteras donde hay bastante tráfico automotor. Otro obstáculo es la temperatura o estado del tiempo. Un sitio que facilita el ejercicio y toda actividad atlética, es el gimnasio. La desventaja de estos sitios es la falta del aire ideal para la respiración profunda. El sitio ideal para hacer ejercicio debe estar rodeado de árboles y lo más posible alejado de tráfico automotor.

Durante mucho tiempo fui bastante aficionado al uso del caminador electrónico pues tiene sus ventajas en cuanto a la comodidad de poder hacer la sesión de ejercicio sin tener que considerar los obstáculos que puede presentar el estado del tiempo. En los días con clima agradable prefiero ir a caminar en un lugar donde haya bastantes árboles y pueda recrear mi vista con diferentes escenarios de la vida vegetal. Poco a poco me fui dando cuenta que disfruto mucho más la sesión de ejercicio en ese ambiente natural, mientras que la sesión en el caminador electrónico se torna aburrida. Por supuesto, me he asegurado que cada vez que cambio de residencia tengo acceso a un lugar donde puedo disfrutar de bastantes árboles que purifican el aire. En el caso de que sea difícil encontrar ese lugar apropiado para caminar, el caminador electrónico es lo más apropiado para poder implementar el ejercicio en la actividad diaria. Cuando instale el caminador en su casa, asegúrese que es en un área ventilada, donde el aire fresco puede circular.

Quiero hacer énfasis en la importancia del ejercicio diario para proporcionar actividad a cada músculo del cuerpo. Es un programa de prevención contra las enfermedades más comunes que azotan a la humanidad. El mejor tiempo para hacer el ejercicio es en la mañana. La razón principal, es la calidad del aire. El proceso de purificación que han hecho las plantas durante la noche nos permite disfrutar de un aire renovado, temprano en la mañana. Para adquirir una disciplina, y establecer un programa para el resto de su vida, se debe hacer un ejercicio que sea básico, simple, y corto. Recomiendo una sesión de 20 a 30 minutos al día. Cree que no tiene tiempo? Piense en el tiempo que desperdicia diariamente, en cosas que no aprovechan física o espiritualmente, y el mejor ejemplo es la televisión. Es inexcusable que no se le dedique tiempo al cuerpo para cuidar la salud.

Comenzando con un estiramiento de músculos desde la cabeza hasta los pies, asegurándose de incluir la columna vertebral, se realizan contorsiones del cuello y del abdomen. Con un paso normal, camine durante 5 minutos y luego se aumenta la velocidad del paso, siempre teniendo en cuenta el movimiento coordinado de los brazos. Con el paso acelerado se continúa por 10 minutos más. Luego retorne a la velocidad inicial por un par de minutos. Luego reduzca la velocidad a un paso bien lento. Inspire todo el aire que pueda y contenga la respiración, estire los brazos hacia arriba tensionándolos lo que más pueda. Pretenda agarrar algo arriba de su cabeza y estire todo el cuerpo, hundiendo el estómago lo más que pueda. Este es un buen ejercicio para los intestinos. Tensione el abdomen y los brazos. Expire tratando de desalojar todo el aire que más pueda y retorne a una respiración normal. Repose y relájese por un minuto o dos. Lo ideal ahora es caminar descalzo. El propósito aquí es tener contacto con la tierra y balancear la electricidad en el cuerpo, además de dar un masaje a los pies. Busque un sitio donde la grama sea suave. Para concluir la sesión, lo mismo que al principio, se hace un estiramiento de músculos. Esto relaja los tejidos y facilita la expulsión del ácido úrico que se ha producido durante la sesión de ejercicio. Comenzando desde el cuello, hay que tratar de estirar los músculos en cada región del cuerpo. Rotación de la cabeza y el abdomen, y tocando la punta de los dedos de los pies con las piernas firmes sin doblarlas, son buenas maneras de estirar los músculos. Con las piernas firmes doble el cuerpo hacia adelante y trate de juntar la cabeza con las piernas, haciendo el esfuerzo de llegar lo más cerca posible. Este estiramiento es muy beneficial para la columna vertebral. El estiramiento muscular es necesario para iniciar y cerrar la sesión de ejercicio.

La posición que utilizamos para defecar en el inodoro no es la manera apropiada, y con el tiempo puede causar problemas. La posición natural es acurrucarse con los pies firmes en el suelo. Esto permite que la abertura del músculo del ano se pueda abrir completamente para desalojar el excremento con un mínimo esfuerzo. La posición en el inodoro crea presión en las paredes de los intestinos, y especialmente en el recto, en la parte del ano. Esto puede crear la posibilidad de inflamaciones o hernias. En ciertos países orientales aún se conserva la costumbre de defecar acurrucándose. Para compensar por esta deficiencia en nuestras "costumbres de civilización", haga por lo menos 10 flexiones acurrucándose. Para su beneficio, cada vez que se siente en el inodoro, eleve los pies apoyándolos en algo así como una caja, de manera que se pueda inclinar y tocar las rodillas con el pecho. En esta posición le evacuación del excremento es mucho más fácil. Continuando con la sesión de ejercicio, al final, puede concluirla con flexiones de pecho. Si su deseo es hacer una tonificación más completa de su cuerpo, lo más recomendable es usar un equipo para resistencia muscular.

Luego de un breve reposo, tome un baño con agua tibia, asegurándose de limpiar cada parte de su piel con una pequeña toalla. Se recomienda usar jabón que no contenga grasa animal ya que esta obstruye los poros de la piel. La mayoría de jabones en barra contienen este ingrediente, sin embargo se puede encontrar jabones en barra que solo contienen ingredientes vegetales. Para mayor seguridad los puede encontrar en las tiendas de salud. Se puede usar jabón en forma líquida, sin ingredientes químicos, perfumes, o colorantes. Para mantener un cabello saludable, evite usar champú con ingredientes químicos o colorantes.

Quiero hacer mención de la importancia del masaje en el cuerpo. Una sesión corta y rápida se debe hacer diariamente para tonificar y vigorizar los músculos y los tejidos capilares, evitar el arrugamiento prematuro de la piel, y ayudar a incrementar la circulación. Las áreas más indicadas están en las palmas de las manos y los pies, la cara, el cuello y las piernas. Especialmente en las palmas de las manos y los pies, se puede hacer masajes reflexológicos que benefician los órganos más importantes del cuerpo ya que allí hay fibras nerviosas que se conectan con estos órganos. El área de la cara y el cuello necesita masaje para mantener tonificados los músculos y una piel firme. Si tiene dudas en cuanto a la mejor manera de planear su programa de ejercicio, obtenga los servicios de un entrenador que tenga conocimiento en nutrición.

El programa de ejercicio, idealmente, debe hacerse por el resto de su vida, por lo menos 5 veces por semana. Con un programa que sea básico, corto, y sencillo, usted se sentirá más animado y con un propósito firme cada día. Llegará el día que usted no se sentirá bien si no hace la sesión de ejercicio, ya que su cuerpo se acostumbra.

"Y dijo Dios: he aquí que os he dado toda planta que da semilla, que está sobre toda la tierra, y todo árbol en que hay fruto y que da semilla; os serán para comer"

Génesis 1:29

EL ALIMENTO PERFECTO

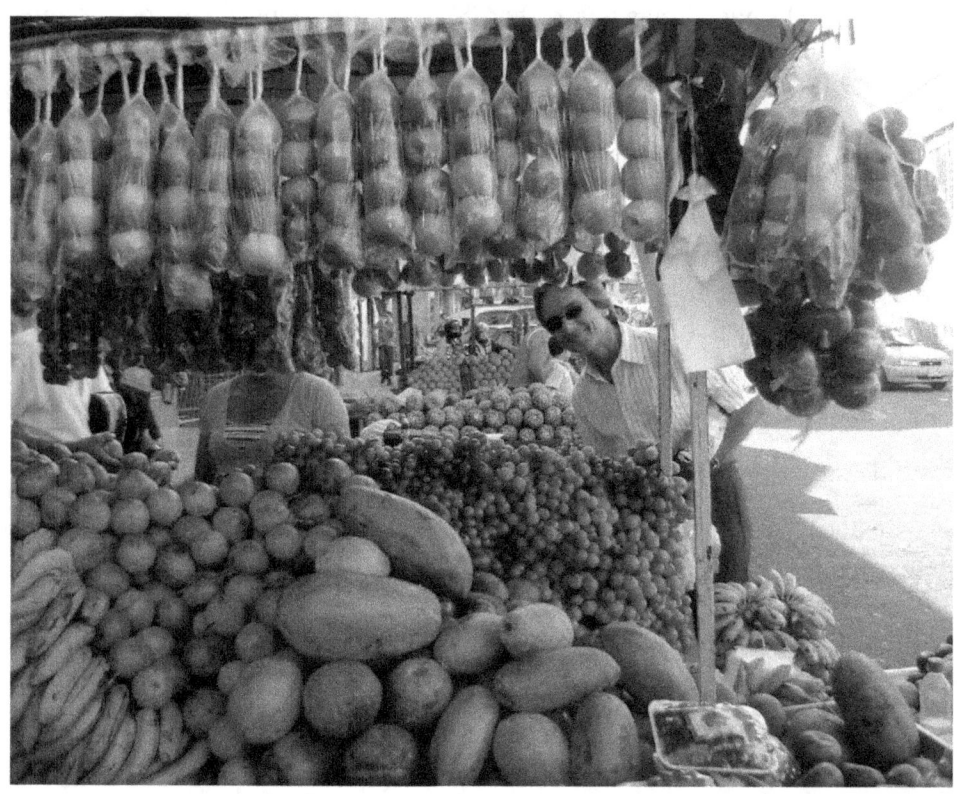

Existe el alimento perfecto para el cuerpo humano? Cuando decimos perfecto, estamos hablando del alimento que el cuerpo puede procesar y utilizar en una manera óptima, con un máximo de provecho y un mínimo de desperdicio, así como también, el proceso para hacerlo disponible para su consumo debe ser lo más simple posible.

Dentro de los billones de especies animales que existen en la tierra, el hombre es el único que procesa o altera el alimento, convirtiéndolo en una sustancia que ocasiona daño al cuerpo.

El hombre pertenece al reino animal, y al estudiar la estructura de su aparato digestivo nos damos cuenta de la particularidad en su diseño. La estructura del aparato molar, o dientes, esófago, estómago con sus jugos digestivos, intestinos con su larga extensión, y el mecanismo de eliminación, son únicos en la especie animal.

LA FRUTA ES ALIMENTO Y MEDICINA PARA EL HOMBRE.

La fruta es el alimento que provee la naturaleza en una forma que no requiere preparación o alteración alguna. Su constitución se compone de aproximadamente entre 70% y 80% agua, muy similar a la del cuerpo humano. Contiene todos los elementos necesarios para una nutrición completa. Ha sido "cocinado" por el sol y contiene la energía para mantener la vida y producir la electricidad que el cuerpo necesita para el funcionamiento de las células. Azúcares, sales, almidones, ácidos, carbohidratos, proteínas, grasas, vitaminas, minerales, enzimas, antioxidantes, y un sinnúmero de elementos, están contenidos en la fruta. La diversidad de colores que encontramos en las frutas es un factor que influye en nuestra salud. Muy mínima investigación se ha hecho al respecto y es poco lo que se sabe, pero la gama de colores a través del reino vegetal es la descomposición de la energía de la luz solar que da vida a nuestro planeta. Nuestro cuerpo es una planta de destilación que procesa los elementos necesarios para producir salud. La fruta es rápidamente absorbida por el aparato digestivo sin producir desperdicios que ocasionan daño a los delicados tejidos del organismo.

Hay diferentes clases de frutas y hay que tener cuidado de no mezclarlas al consumirlas, ya que el proceso de digestión es diferente. Las ensaladas de fruta, donde se mezcla frutas de toda clase, no son aconsejables. Hay ciertas frutas que se asimilan bastante, pertenecen al mismo grupo y se pueden mezclar, como la naranja y la mandarina. Hay un grupo de frutas que son jugosas y otro grupo que son concentradas. Entre las jugosas están los melones y todos los cítricos. Entre las concentradas están los bananos y el aguacate. Los melones, siendo el grupo que más agua contiene, se aconseja comerlos solos. Hay un grupo que es neutro, como el cocombro.

Para obtener el mayor provecho posible al comer fruta, se debe hacer con el estómago vacío, y mucho mejor si está limpio de residuos de comida procesada. En otras palabras, las frutas no se deben mezclar con comida cocinada o procesada. Un grave error es el comer fruta como postre, o encima de una comida pesada ya que la fruta no puede ser procesada y se fermenta. La falta de conocimiento en cuanto a la manera de comer fruta ha creado bastante confusión y se desconoce el valor alimenticio y nutritivo que se puede obtener de una dieta frugívora.

Debido al alimento procesado que consumimos, el cuerpo se congestiona y las paredes de los tejidos donde se encuentran los conductos que absorben los elementos nutritivos, se cubren de materia gelatinosa, o moco. Esto ocurre especialmente en los intestinos, donde se realiza, mayormente la función de asimilación. Es por esta razón que el cuerpo no puede asimilar esa nutrición ideal que proporcionan las frutas. **Para poder apreciar el valor nutritivo de una dieta frugívora, es necesario limpiar y desintoxicar el cuerpo.** Con un poco de disciplina y conocimiento, la fruta se puede incorporar en nuestra dieta diaria, y debe formar la mayor parte del menú diario.

ADVERTENCIA

Si desea incluir una mayor cantidad de fruta en su dieta, le recomendaría consultar con alguien experimentado en su uso. **La fruta es un potente desintoxicador** y puede producir reacciones severas que hay que saber cómo controlarlas. Cualquier cambio en su alimentación produce reacciones en su cuerpo en mayor o menor grado, dependiendo el estado de intoxicación en que se halle su cuerpo. Cuando estas toxinas se desprenden del cuerpo y circulan por el organismo, ocasionan manifestaciones desagradables. Cuando las reacciones son severas hay que tener el conocimiento para manejarlas y no alarmarse. Desafortunadamente, muchos han querido embarcarse en la aventura de transformar la dieta sin el debido conocimiento y han complicado su salud. Ciertas costumbres o hábitos que son perjudiciales para el cuerpo se pueden interrumpir inmediatamente, como el fumar y beber alcohol. Ciertas comidas, que no son apropiadas para el cuerpo, es mejor irlas dejando gradualmente. La clave, o el secreto, como en todo, son prudencia y moderación. Solo esté seguro de algo: la naturaleza es el mejor cirujano.

En ciertos casos hay que suprimir el consumo de las frutas. Cuando el hígado no está funcionando apropiadamente debido a congestión o inflamación, es recomendable evitar las frutas, ya que el hígado se encuentra incapacitado de procesar el azúcar, esta se fermenta y produce toxinas que intoxican el organismo. Otra situación para suprimir las frutas es cuando hay una deficiencia en el balance de la flora en los intestinos, que se ha ocasionado por el consumo de antibióticos, comida procesada, alcohol, y productos lácteos. Se le conoce comúnmente como infección de levadura y sus manifestaciones son bastante desagradables, como cansancio, ausencia de energía, confusión de la mente, depresión, y puede ocasionar daño a otros órganos del cuerpo, como el hígado.

VIVO O MUERTO

En esta sección haré referencia a ciertos consejos o indicaciones para poner en práctica en nuestra vida diaria que influyen en nuestra salud. Si queremos proporcionar a nuestro cuerpo vida y salud, tenemos que consumir alimento que posea estas características, en otras palabras, que sea comida viva. Esto solo lo logramos consumiendo alimento que esté sin procesar, sin cocimiento, que no haya sido alterado por el fuego. **Todo alimento que no se pueda consumir en su forma natural, no se debe incluir en la dieta**. El hecho de que algo sea agradable a nuestro paladar no significa que nos va a proporcionar sustento y nutrición. La comida alterada, procesada, cocinada y sazonada, es la comida muerta que debemos reducir a un mínimo, su constitución molecular ha sido alterada y carece de vida y energía. Nuestra falta de conocimiento de las leyes naturales, no nos permite entender o conocer nuestro cuerpo, y nos guiamos por las costumbres y hábitos que hemos adquirido a través de nuestra vida. El cuerpo está dotado de una capacidad limitada para soportar años de abuso y negligencia, y cuando esta capacidad se agota, aparecen las enfermedades. Los primeros años de vida, hasta los 6 ó 7, son de particular importancia para el futuro de toda persona, pues durante este tiempo se condiciona al cuerpo para la salud que va a poseer durante el resto de su vida.

De suprema importancia es el alimento que recibe el niño al nacer. La leche materna es el único alimento que se le debe proporcionar, es el alimento perfecto para una alimentación completa.

Es durante este período que se le suministra al cuerpo las defensas más sólidas para mantener una buena salud. Se ha comprobado una y otra vez que, personas que recibieron un adecuado período de lactancia materna son generalmente saludables. Al completar el período de lactancia materna, el cuerpo ya no necesita leche de ninguna clase, mucho menos leche de vaca. Este tema es muy controversial debido al interés comercial que tienen los empresarios que suministran este producto al público. El cuerpo humano no tiene la capacidad de procesar la proteína y los azúcares de la leche de vaca. Esta es una de las causas de las alergias y la constipación en los niños. El hecho que es tan difícil de digerir, hace que la leche se convierta en especie de moco en el organismo, se pega a las paredes de los tejidos y crea el ambiente para muchos problemas de salud. Ha visto un animal en su edad adulta tomando leche? **La leche de vaca es para el ternero, no para los humanos**. La idea de que podemos obtener calcio tomando leche, es algo completamente erróneo y, por el contrario, el esfuerzo que hace el cuerpo tratando de digerir la leche, roba al cuerpo de las reservas de calcio, lo que causa la osteoporosis, enfermedad muy común hoy día. La leche de vaca,   fresca, recién ordeñada, posee propiedades medicinales. **Los productos lácteos no son recomendables para una buena salud y son la causa de muchas enfermedades.**

Con referencia al tema del calcio, yo diría que **el plan no consiste en consumir calcio, sino evitar le dieta que roba calcio al organismo.** En general, podemos decir que se crean deficiencias en el cuerpo debido al alimento que es inapropiado para el organismo. Todo alimento o sustancia que se introduce en el cuerpo produce una reacción ácida o alcalina. Todo alimento que requiere preparación o proceso, crea acidez en el cuerpo y roba al organismo vitaminas y minerales que nos mantienen la buena salud.

Para mantener un balance alcalino-ácido en el cuerpo, se recomienda mantener una dieta que sea por lo menos 80% sin procesar, como frutas y vegetales, y un 20% que contenga comida con un procesamiento muy mínimo. Al procesar la comida, podemos hacerlo en una forma que no sea tan difícil de digerir. El procesar el alimento por medio del fuego requiere la adición de sustancias que son perjudiciales para la salud. Sal, azúcar, condimentos, especies, y aceite. El fuego transforma la constitución molecular de proteínas, y estas se solidifican, los carbohidratos se coagulan, y elementos como vitaminas, minerales, enzimas, sales, y azúcares, se convierten en sustancias perjudiciales para la salud. El problema de la comida cocinada es la carencia de enzimas, que son destruidas por el fuego. Las enzimas son una especie de batería que da energía a los diferentes elementos en los alimentos para realizar su función en el cuerpo humano. Además, las enzimas tienen actividad en cada función de nuestro cuerpo, como ver, oír, oler, respirar, y el solo hecho de movernos de un lado para otro. Estas enzimas son destruidas cuando la temperatura llega a 110 grados Fahrenheit, 50 grados centígrados. Por esta razón es supremamente importante que nos aseguremos de consumir alimento sin procesar. Las ensaladas son un buen acompañante con cada comida. Todo alimento en su estado natural contiene sus enzimas correspondientes: proteínas, grasas, carbohidratos, vitaminas.

Debemos transformar nuestras mentes y proponernos mantener un cuerpo saludable mediante un programa de prevención. Evitar el día en que la enfermedad nos sorprenda y prepararnos para disfrutar una buena vejez. Nadie se enferma de un día para otro, y ese cuerpo saludable que queremos tener mañana, tenemos que planearlo hoy, y nadie lo va a hacer por nosotros. No podemos culpar a nadie por los problemas de salud que tengamos, y es nuestra responsabilidad el que podamos realizar nuestras vidas de tal manera que no seamos inválidos, inútiles y un estorbo para la sociedad que lo único que puede hacer es recluirnos en un lugar donde los últimos días de nuestras vidas van a ser de tristeza y angustia. Lo ideal es planear nuestras vidas de tal manera que la disfrutemos hasta el día en que exhalemos el último aliento de vida, pero con un cuerpo "lleno de días".

Siempre que visite el supermercado tenga en mente qué clase de comida está comprando

VIVA...

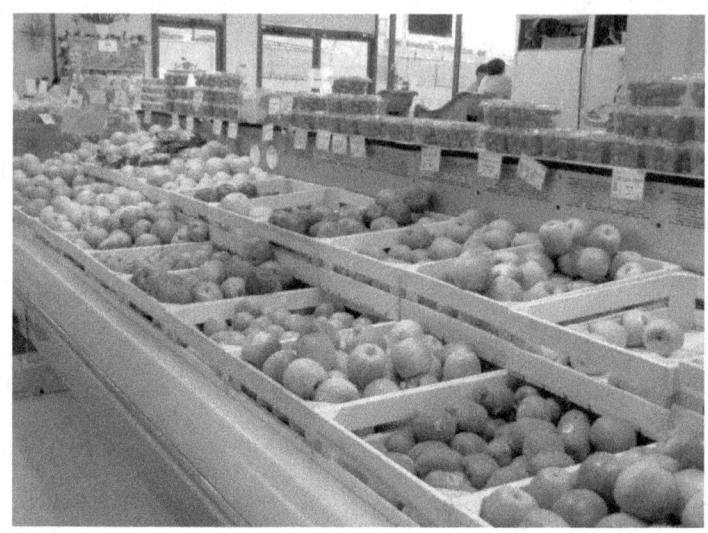

O MUERTA

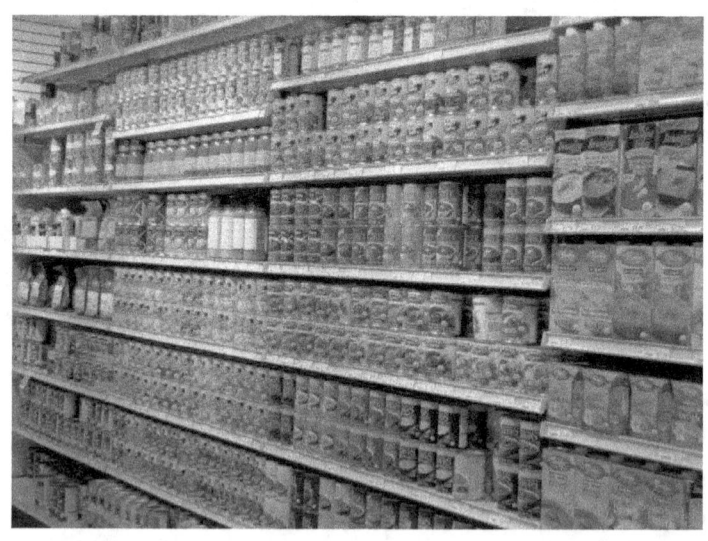

COMBINACION DE LAS COMIDAS

Cada especie animal tiene un aparato digestivo que se adapta a una clase particular de comida. Hay carnívoros, herbívoros, omnívoros, granívoros, y frugívoros. El hombre pertenece a la clase de los frugívoros. El alimento que la naturaleza nos ofrece tiene una constitución molecular que se adapta fácilmente a nuestro aparato digestivo. La proteína requiere un ambiente ácido, los almidones requieren enzimas alcalinas, los azúcares requieren específicas enzimas como la lactosa. Dulce, ácido, sub-ácido, neutro, grasas, proteínas, almidones, todos son diferentes en su constitución molecular. Las frutas se deben comer solas, y mucho mejor, con el estómago vacío.

Cuando introducimos el alimento en la boca, el olfato envía la señal al cerebro para iniciar el proceso de digestión. La saliva prepara el alimento para ser asimilado. Se recomienda que se mastique el alimento hasta convertirlo en líquido. Para mantener una buena digestión se requiere comer concienzudamente, es decir, poner nuestra mente alerta de lo que está sucediendo en nuestro cuerpo. El hablar, leer, comer rápido, comer en exceso, o tener nuestra mente atenta a otro asunto, es inapropiado para obtener una buena digestión. No es sorprendente el hecho de que los problemas digestivos son uno de los más comunes debido a que nunca ponemos atención a la importancia de cómo obtener una buena digestión. No es la cantidad de alimento lo que provee la apropiada nutrición, sino la manera como el aparato digestivo puede procesar y adquirir los elementos nutritivos. Para que el aparato digestivo pueda funcionar en óptimas condiciones, debe estar libre de obstrucción de desperdicio y toxinas. Es por esta razón que es tan importante permitirle al cuerpo que realice la función de limpieza y desintoxicación en las mañanas, en el período que comprende entre las 4 de la mañana y 12 del mediodía. En un ambiente limpio y libre de toxinas, el organismo puede adquirir los elementos nutritivos de una manera más efectiva.

El propósito ideal al consumir el alimento debe ser el de obtener una buena digestión. Es recomendable evitar comidas que contienen más de dos o tres clases de alimentos. Hay ciertas situaciones que se deben evitar mientras comemos, como por ejemplo, hablar por teléfono, leer, manejar el auto, caminar, mirar televisión, estar parado, o acostado.

Es admirable la manera como el cuerpo puede procesar las combinaciones tan complicadas en las comidas que hoy día se consumen. A esto se debe la manera que nos sentimos luego de comer. El cerebro tiene que trabajar tiempo extra para tratar de controlar la digestión de una comida difícil de digerir, y nos sentimos faltos de energía para otras actividades. Otra costumbre muy general es la de tomar líquidos con las comidas. Esto impide a los jugos digestivos realizar su trabajo. Se puede saborear un té de hierbas, sin cafeína, una hora después de comer.

En una dieta saludable no hay lugar para el postre, y si ha disfrutado de una buena comida, el postre es la mejor manera de arruinarla. Por qué sentimos ese deseo de postre o algo dulce? Simplemente, por la comida sazonada que se ha consumido. El contenido de sodio en esa comida es alto y la reacción del cuerpo es tratar de balancear la acidez. En tal situación, lo más aconsejable es tomar un té de hierbas. El café complica la situación de acidez. Una regla más práctica de mantener una buena digestión es tratar de consumir comida sin procesar en un mínimo de 80%.

GRASAS Y ACEITES

Existen grasas de origen animal o vegetal. El cuerpo humano no está diseñado para procesar grasas de origen animal. Estas contienen colesterol y son la causa de muchos problemas de salud. El hígado, en especial, es uno de los órganos más afectados por el consumo de proteína o grasas animales. Aparte de que la grasa es perjudicial, la proteína animal tiene una densidad bastante concentrada que es difícil digerir, creando putrefacción y desperdicio que intoxica el cuerpo. Es perjudicial para el organismo, en especial el corazón. Junto con los productos lácteos, contienen colesterol y grasa saturada. Estas sustancias grasosas se depositan en las paredes de las arterias donde bloquean la circulación de la sangre. Este daño a las arterias se llama arterioesclerosis. Regularmente comienza a una temprana edad y se va desarrollando gradualmente. Cuando los diferentes órganos del cuerpo no reciben la cantidad necesaria de sangre, el sistema inmune se debilita y aparecen muchas enfermedades, una de las cuales es la del corazón, así como el cáncer y la obesidad, que es una de las principales causas de muerte en el mundo.

Los aceites, es un tema que es bastante controversial. Básicamente se puede decir que los aceites, que en su mayoría son de origen vegetal, son un producto procesado, y por consiguiente no son apropiados para el consumo como alimento. En el momento en que se hace la extracción del aceite, el contacto con el aire y la luz ocasionan oxidación y la estructura molecular se transforma. Se convierte en un "alimento incompleto", pues ha sido separado de las células que lo contenían. Los aceites tienen ciertas propiedades que son medicinales y su uso es muy popular en los salones de masajes. **Los aceites se pueden utilizar como medicina, no como alimento.** Uno de los aceites con más propiedades medicinales es el aceite de oliva. Se puede usar aplicado externamente, así como internamente, mezclado con jugo de limón, produce una acción emulsionante.

El aceite, sometido a altas temperaturas en la preparación de los alimentos, ocasiona daño a las células, dando lugar a las "células radicales", que se convierten en células cancerosas. Se puede disfrutar comidas apetitosas y saludables sin la necesidad de prepararlas con aceite.

DIETA VEGETARIANA

Se ha comprobado, una y otra vez, que **la carne no es necesaria para mantener una buena salud.** Contrariamente a lo que la mayoría de la gente cree, no es difícil reemplazar la proteína animal. Es más, la variedad de proteína vegetal es tan abundante que hay muchas maneras de satisfacer el apetito más exigente. Además, el bajo contenido de proteína en la comida vegetariana es una ventaja. Exceso en el consumo de proteína es la causa de piedras en el hígado y los riñones, pérdida de calcio (lo que ocasiona la osteoporosis), diferentes clases de cáncer, artritis, y diabetes. Entre los alimentos que contienen una buena proteína vegetal están las nueces, los granos, las legumbres, y las plantas marinas. Se ha comprobado que una dieta vegetariana puede reducir en un 40%-50% el riesgo de cáncer y enfermedad del corazón.

El cuerpo humano está diseñado para consumir proteína vegetal. A través de la historia de la humanidad, por mucho tiempo el hombre utilizó el alimento que proveía la naturaleza, sin tener que procesarlo o transformarlo. Quiero hacer referencia a la dieta que no incluye proteína animal: res, pollo, pescado, huevos y lácteos. Hay personas que son lacto-ovo vegetarianos, o sea que, no comen carne pero consumen productos lácteos y huevos.

Al observar el incremento en la obesidad, enfermedades del corazón, cáncer, diabetes, artritis y otras enfermedades que amenazan la salud, investigadores y médicos llegan a la misma conclusión: **Una dieta vegetariana puede ayudar a proteger su salud, e inclusive aliviar algunas enfermedades, incluyendo la más común, la enfermedad del corazón.** Una de las razones por las cuales la gente no se atreve a adoptar una dieta vegetariana es el temor de no obtener suficiente proteína.

Qué es proteína? La función y necesidad de la proteína es algo que tiene mucha controversia. Proteína es el material básico de toda célula viviente. El cuerpo humano contiene aproximadamente 65% agua y 25% proteína. La proteína está hecha de moléculas que contienen nitrógeno, llamadas amino ácidos. Algunos de estos amino ácidos son producidos por el cuerpo humano, otros, los adquirimos por medio del alimento que consumimos. Pero es necesario que nuestro aparato digestivo sea capaz de procesarlos. Cuando hay congestión e intoxicación en nuestro cuerpo, es difícil la asimilación de estos elementos. **El concepto que para producir proteína se necesita proteína es completamente absurdo y erróneo.** Acaso tenemos que comer pelo o uñas para poder producir estos en nuestro cuerpo? El cuerpo humano tiene la capacidad de producir proteína, siempre y cuando le suministremos los materiales necesarios, y la dieta vegetariana los provee en abundancia. Es por esta razón que frutas y vegetales contienen los amino ácidos necesarios para proveer proteína de la mejor calidad. **Nuestro aparato digestivo no está diseñado para procesar las proteínas animales.** Cuando consumimos proteína animal, nuestro cuerpo no la puede utilizar como tal, pues tiene que descomponerla en amino ácidos que el cuerpo pueda utilizar, proceso que toma tiempo y energía. El material de la proteína animal que nuestro cuerpo no puede utilizar se convierte en toxinas que contaminan el cuerpo y ocasionan problemas de salud.

El diseño de nuestro cuerpo nos muestra claramente que el hombre no está diseñado para comer carne o consumir proteína animal. La mayoría de nuestros dientes son planos, diseñados para moler y triturar frutas y vegetales. El diseño de nuestras manos es para recoger, no para desgarrar. Nuestra saliva contiene amilasa, que tiene el objeto de procesar carbohidratos. Amilasa no existe en la saliva de los animales carnívoros. Los carnívoros tienen la capacidad de eliminar grandes cantidades de colesterol, mientras que nuestro hígado puede procesar una mínima cantidad. Como los herbívoros, sudamos para refrescar el cuerpo, no como los carnívoros, que se agitan. Nuestro cuerpo es incapaz de procesar el ácido úrico que produce la carne y los productos lácteos. Este ácido se acumula en nuestro cuerpo y produce enfermedades como la gota y la artritis. El uso del calor para el cocimiento de la carne presenta muchos problemas. Por ejemplo, un kilogramo de carne asada contiene sustancias cancerosas en la cantidad comparada a 600 cigarrillos. Las grasas animales sometidas al calor produce la formación de células radicales, las que ocasionan daño a las células del cuerpo. Este grupo de células afectadas se concentran en grupos que se convierten en los tumores cancerosos.

La carne y los productos animales carecen de fibra, son extremadamente altos en proteína, y a pesar de todo lo que la industria de la carne y los lácteos quieran hacerle creer, es este exceso lo que causa los problemas en nuestra salud. Cuando se incluye productos animales en la dieta, es prácticamente imposible mantener esa salud ideal.

Una dieta de frutas y vegetales frescos, granos y nueces, provee una cantidad suficiente de proteína y nutrientes necesarios para mantener una buena salud.

La dieta vegetariana, con un mínimo de 80% de alimento sin procesar, provee al cuerpo de los elementos necesarios para mantener una buena salud. Muchas personas han fracasado en su intento por adaptarse a esta dieta, debido a la falta de información. Los resultados de una dieta ideal toman tiempo para manifestarse. Todo depende del estado de intoxicación del cuerpo. Entre las manifestaciones más notables que se pueden observar mediante una dieta ideal están:

- Control de peso.
- Claridad y control de la mente.
- Control del estrés.
- Regulación en el período de la menstruación, con mínimo flujo de sangre y reducción de manifestaciones de dolor.
- Aumento del tamaño del pene.

- Control de problemas de impotencia, eyaculación prematura, y manejo del orgasmo.

- Mínimo esfuerzo durante la defecación, con ausencia de olor fétido.

- Control del mal aliento y olor del cuerpo.

- Alivio en los problemas de la piel.

- Control del apetito desordenado, alcoholismo, drogas, y hábito de fumar.

A pesar de que la dieta ideal consiste en 100% alimento sin procesar, durante el período de transición se puede observar los beneficios mencionados. Aparte de los beneficios personales que se obtienen con una dieta apropiada para el cuerpo, cada vez que evitamos consumir comida procesada colaboramos con el medio ambiente, y el mejor uso de los recursos naturales que nos ofrece la tierra.

Existen personas que se auto-denominan vegetarianos pero tienen una dieta que es mayormente procesada, que en muchos casos, es más perjudicial que si consumieran proteína animal. Su dieta consiste mayormente de granos y cereales que producen bastante acidez y su salud se complica. Es una de las causas que le dan mala propaganda al vegetarianismo. De paso, quiero expresar mi oposición en contra del uso de todos los productos hechos a base de soya y granos, tratando de imitar proteína animal y seguirle proporcionando al paladar el hábito, la costumbre y la aberración a que hemos estado acostumbrados comiendo la comida que nos ha ocasionado los problemas en la salud.

A quién crees que te pareces?

Carnívoro

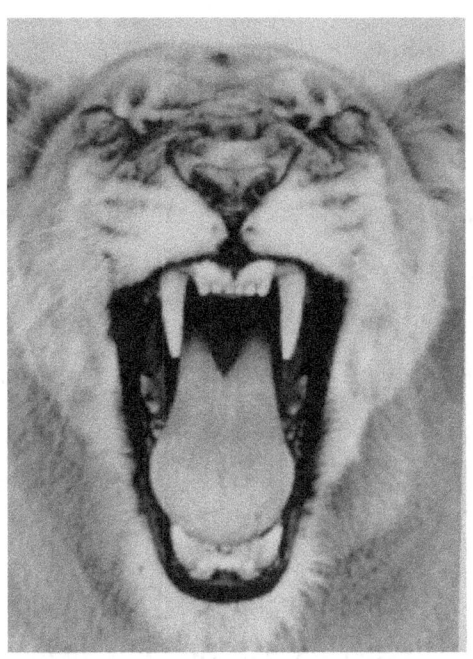

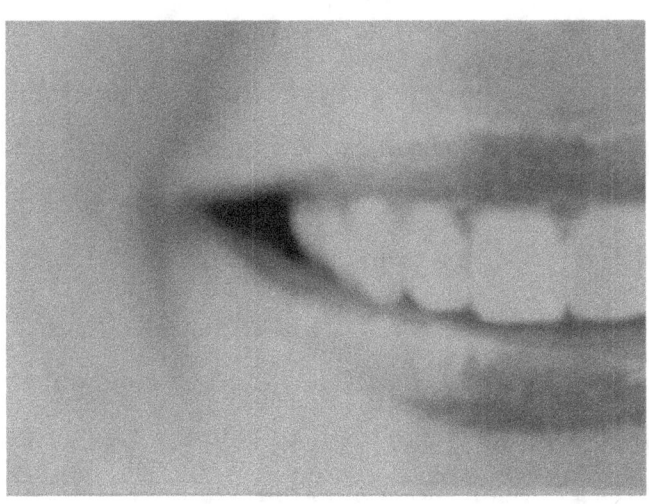

Vegetariano

La mayoría de la gente no puede entender cómo se puede vivir sin consumir proteína animal. Creo que, lo más importante es tener el conocimiento básico del funcionamiento del cuerpo humano. El cambio de dieta es algo que requiere tiempo para poder apreciar los resultados que se esperan. La educación de nuestras papilas gustativas es una experiencia muy interesante, y es sorprendente descubrir y apreciar la delicia en el sabor que existe en algo tan simple como una manzana, plátano o naranja. Así mismo se puede llegar a apreciar que, con un poco de creatividad, hay deliciosas combinaciones de ensaladas. Creo que el secreto en una buena ensalada es ese balance en los ingredientes. Cuando el sabor de un ingrediente sobresale, así sea agradable, impide apreciar ese sabor especial que resulta de una buena combinación de ingredientes. En cuanto le sea posible, trate de usar ingredientes orgánicos, es decir, que no hayan sido tratados con pesticidas. Su sabor es diferente, además, usted no necesita esos químicos en su cuerpo. Siempre que use nueces o semillas, asegúrese de ablandarlos en agua destilada, por lo menos, de cuatro a seis horas. .

La cantidad de alimento que el cuerpo requiere es muy poca. Hay elementos mucho más importantes para nuestra salud, como el aire, el sol, y la mente. Con mucha razón hay una cita bíblica que dice "No solo de pan vivirá el hombre sino de toda palabra de Dios" Lucas 4:4.

Un suplemento importante en la dieta vegetariana son los jugos de frutas y vegetales, ya que estos suplen importantes elementos nutritivos en una forma más simple y eficaz, y son asimilados más rápidamente por el organismo con un mínimo proceso de digestión. La acidez en el organismo es una de las principales causas que afecta la salud. Los jugos de frutas y vegetales son de un alto grado alcalino que balancea la acidez en el cuerpo. Hay ciertas combinaciones de jugos que son recomendados para ciertas enfermedades. Uno de los jugos más recomendados es el de zanahoria, el que es base para muchas combinaciones. Debido a la rápida asimilación se recomienda mezclar estos jugos con agua purificada en una proporción de un 25% para diluir la concentración del azúcar. Ciertos jugos tienen una concentración demasiado potente y no se pueden tomar solos, como la remolacha y la hierba de trigo. Es prudente tomarlos lentamente, por sorbos, mezclándolos con saliva, para un proceso mejor de digestión. Hay en el mercado diferentes modelos de extractores de jugos. Para obtener una buena calidad de jugo se requiere un buen extractor, y por consiguiente su valor puede ser alto. Personalmente recomiendo la marca Champion el que produce un buen jugo y su costo no es elevado, además su calidad es aceptable y presta servicio por muchos años. En caso de no poder adquirir un extractor, se puede utilizar una licuadora. Simplemente, corte las frutas y los vegetales en pedazos pequeños, agregue el agua, asegúrese que los ingredientes se pulverizan y luego páselos por un colador. Una deliciosa combinación que le recomiendo es la de zanahoria, apio y manzana, y uno de los jugos más refrescante y alcalinizador para el organismo es el de patilla.

Hay muchos libros para obtener información de cómo incorporar estos jugos en la dieta con las diferentes combinaciones que se pueden hacer.

COMIDA NATURAL

Hay bastante interés en la gente por informarse acerca de los ingredientes que son incluidos en la comida procesada. La palabra "Natural" aparece en muchos productos para llamar la atención. Qué significado tiene la palabra Natural? Según el diccionario, es algo que se encuentra en la naturaleza, en su estado original, no ha sido afectado por algún cambio o transformación. Es completamente absurdo llamar Natural algo que ha sido procesado para ser empacado y puede permanecer almacenado sin ser afectado. Si queremos obtener algo natural, tenemos que ir directamente al lugar de donde proviene: la naturaleza.

Mucha gente prefiere hacer sus compras de comida exclusivamente en las llamadas "tiendas de salud", que son especializadas en productos que son procesados sin el uso de químicos o preservativos. El hecho de que algo haya sido procesado por medio del calor lo preserva de descomposición. La sal actúa como preservativo. La gran mayoría de productos comerciales procesados usan aceites hidrogenados para evitar su descomposición. Se ha descubierto que estos aceites hidrogenados son perjudiciales para la salud y su uso está siendo descontinuado. En las tiendas de salud se encuentran productos procesados con aceite que no ha sido hidrogenado. Esto no significa que el producto no es perjudicial para la salud. **Todo alimento procesado con aceite es perjudicial para la salud.** Hay que tener cuidado al comprar comida procesada en estas tiendas de salud. Allí también hay bastantes productos que son perjudiciales para la salud.

LA SAL Y LOS CONDIMENTOS

Condimento es todo aquello que se agrega a la comida para estimular el sabor, o como preservativo, en el caso de la sal y el vinagre. En otras palabras, los condimentos se usan para satisfacer el gusto, no para proveer nutrición alguna.

En la antigüedad, los condimentos se usaban para preservar los cadáveres. Era la manera de momificar los muertos. Las especias, la sal, y los condimentos se empezaron a usar para arreglar el sabor del alimento que se había descompuesto. Carne podrida y vegetales dañados se podían saborear y comer. Comida embalsamada en sal se podía mantener por muchos días sin dañarse. Algunas especias se usaban para matar los parásitos en la comida y en los intestinos. El uso de las especias se hizo popular en la India y en la China, en donde al mismo tiempo el cocinar se convirtió en un arte muy sofisticado. Más tarde, los países Europeos empezaron a utilizar estas especias en sus comidas regionales.

La razón por la cual se usan los condimentos se debe a que toda comida procesada, o cocinada, pierde su sabor natural. El alimento que queda, luego de haber sido cocinado, no tiene sabor alguno, razón por la cual, sal, especias y condimentos son agregados, los que irritan los delicados tejidos del cuerpo humano y alteran los órganos sensoriales del gusto y del olfato. Cuando el alimento es alterado con ingredientes la digestión se dificulta.

La sal que se usa comúnmente, es un compuesto químico inorgánico de sodio y cloro, procesado para darle cierta consistencia, en especial, para que la humedad no lo afecte, y se mantenga en una forma uniforme y fácil de usar. De otra manera se convierte en terrones. Durante el proceso, se usan químicos blanqueadores y aplicación de calor, para asegurar la eliminación de sustancias que se puedan descomponer. Esta sal de mesa, como comúnmente se le llama, es un veneno para el cuerpo, actúa como anestésico en los tejidos, paralizando la actividad de las células, y creando un ambiente muy ácido, propicio para muchas enfermedades.

En la naturaleza, encontramos sales naturales de constitución molecular orgánica que el cuerpo puede utilizar. Frutas y vegetales contienen este elemento salino, llamado sodio. El tomate y el apio, en especial, tienen alto contenido de este elemento. Una de las fuentes naturales más ricas en el contenido de sal es el mar. La fauna marina está acondicionada para procesar los nutrientes que el agua del mar contiene. Debido al alto contenido de sal, el agua de mar es perjudicial para el cuerpo humano, pudiendo causar la muerte. Actualmente en la mayoría de los países con acceso al mar, se extrae la sal mediante un proceso de evaporación del agua. Con un refinamiento y purificación por medio de químicos y de calor, se obtiene una sal que se usa comercialmente.

Con un uso moderado y sin refinamiento, proceso o alteración por medio del calor, el cuerpo puede asimilar ciertos elementos nutritivos de la sal de mar. En ciertos países de Asia es muy popular el consumo de los vegetales marinos. El problema del uso de la sal se complica cuando se le utiliza en la preparación de los alimentos y se le somete a altas temperaturas. Se puede usar sal de mar que no haya sido procesada, ni sometida al calor. Lo más prudente es usarla en muy mínima cantidad agregándola en el momento que se va a comer el alimento. **Jamás agregue la sal durante el cocimiento de la comida.**

La sal de mar sin procesar posee numerosas propiedades medicinales. Un baño con agua caliente y sal en la tina es un gran tonificador para el cuerpo. En caso de congestión de la garganta, agua caliente con sal es un gran descongestionante.

Condimentos tan comúnmente usados como el ajo y la cebolla, son demasiado irritantes. Preferiblemente, se deben usar como medicina. El cocimiento al vapor hace que ciertos vegetales puedan ser asimilados por el cuerpo más fácilmente.

ADVERTENCIA: Si tiene alguna condición de enfermedad del corazón, su sangre tiene una condición ácida, o su salud se encuentra delicada, le aconsejamos consulte a su médico acerca del uso de la sal.

Hay que tener cuidado al comprar comida enlatada. Generalmente, el contenido de sodio es bastante alto, debido a la sal que contiene. Asegúrese y acostúmbrese a leer las etiquetas. Las sopas enlatadas, en general, contienen un elevado contenido de sodio.

AZUCARES Y ENDULZADORES

La mayoría de la azúcar que se consume, está "escondida" en la comida procesada. Es parte del "sabor acondicionado" que es agradable a nuestro paladar. Inclusive los llamados endulzadores naturales como la miel, el melado de arce, y las molases, se deben consumir con moderación.

El problema es que cuando se consumen estos carbohidratos refinados, como el azúcar, el cuerpo tiene que usar elementos nutritivos para metabolizar este alimento incompleto. Sodio, potasio, magnesio, y calcio son extraídos de varias partes del cuerpo para poder procesar el azúcar. Es tanto el calcio que se usa para neutralizar los efectos del azúcar, que los huesos, donde se concentra la mayor parte de este mineral, se desgastan y se tornan porosos. Los dientes también son afectados por la falta de este mineral. El consumo del azúcar se ha relacionado con tantas enfermedades y desórdenes en el cuerpo humano, que sería difícil mencionarlos todos. Entre las más comunes se encuentra la caries dental, la obesidad, la diabetes, y enfermedades del corazón.

La manera más práctica de evitar consumir estos azúcares refinados es no comprar comidas procesadas y tener mucho cuidado al salir a comer. No se preocupe por buscar un azúcar o endulzador que sea saludable, porque no lo hay. De todas maneras, usted no necesita esta clase de azúcar o endulzadores refinados.

Fructosa es el azúcar que se encuentra en las frutas. Contiene elementos nutritivos como vitaminas, minerales, y enzimas. Es el combustible que proporciona energía al cuerpo, el hígado lo convierte en glucosa para un uso inmediato, o lo almacena para usarlo más tarde, en la forma de glicógeno. Cuando se consume la fructosa en las frutas, es una azúcar saludable. Cuando es procesada y se convierte en un polvo refinado, la fructosa se convierte en un elemento tóxico para el cuerpo.

El cuerpo tiene una necesidad natural de azúcar, la que podemos suplir cuando consumimos las frutas frescas, en su estado natural. Nunca debe consumirse la fruta como postre. El organismo no la puede procesar junto con comida cocinada, se fermenta, y la digestión se dificulta. Consuma la fruta con el estómago vacío.

SODAS Y OTRAS BEBIDAS

En caso de extrema necesidad, agua es la única bebida que puede ser usada por el cuerpo. El hábito de tomar líquidos, en especial sodas, con las comidas es perjudicial para la digestión y la buena salud. El tomar sodas convierte a la persona en un drogadicto, aparte de que destruye los dientes. Entre los ingredientes en la soda que ocasionan daño están el ácido fosfórico y el ácido carbónico. También contiene azúcar, sabor y color artificiales, dióxido de carbón, y cafeína. Este coctel químico no solo afecta los dientes, sino la vista, también. Obviamente, el alto contenido de azúcar en las sodas es causa de obesidad.

Una de las bebidas más populares en el mundo es el café. La mayoría de la gente no piensa que esa taza de café en la mañana o el té en la tarde es una droga. La cafeína es adictiva y se transforma en un vicio físico y sicológico. El café es una sustancia con bastante proceso. Secado, almacenado, tostado, molido, y luego, calentado de nuevo con agua caliente. Con todo este proceso, cualquier valor nutritivo ha sido destruido, y ahora es una sustancia tóxica. El café es un estimulante del sistema nervioso central, similar a la cocaína y las anfetaminas. Incrementa las palpitaciones del corazón, dilata los vasos capilares, afecta la circulación en el corazón, altera la presión de la sangre, la digestión se retrasa, y otras funciones fisiológicas son afectadas. En un estudio en 1973, se reveló que gente tomando cinco o más tazas de café al día tenían doble el riesgo de tener un ataque al corazón. Cafeína es un posible factor en las causas de defectos de nacimiento, diabetes, problemas de los riñones, úlceras gástricas, y cáncer del páncreas. Otro gran problema con la cafeína son las manifestaciones en el cuerpo cuando hay la decisión de interrumpir su consumo, como dolores de cabeza, irritabilidad, nerviosismo, incapacidad para la concentración mental, y la falta de energía.

Jugos de frutas y vegetales son una alternativa saludable para el cuerpo, siempre y cuando se obtengan frescos, de su origen natural, y sin procesamiento alguno.

TABACO Y ALCOHOL

No hace muchos años atrás, el fumar se consideraba algo muy "sofisticado y elegante". Se ha comprobado que el fumar es uno de los hábitos más destructores de la salud. El humo del cigarrillo contiene más de 3,000 sustancias químicas, entre las cuales alrededor de 20 producen cáncer. Entre las más conocidas están el monóxido de carbón y la nicotina. El monóxido de carbón interfiere con la capacidad de la sangre de transportar oxígeno. La nicotina estimula el sistema nervioso, el corazón, y otros órganos internos. La nicotina es un veneno, y solo con una mínima cantidad, en su estado puro, produce vómito, gran debilidad, rápido pero pulso débil, desmayo, y posiblemente la muerte. Fumadores tienen 20 veces el riesgo de desarrollar cáncer del pulmón. El fumar durante el embarazo es perjudicial para el bebé. Hay evidencia que retarda el crecimiento y se incrementa el riesgo de deficiencias en el desarrollo normal del bebé.

Alcohol es una droga que ha sido aceptada socialmente y es una de las principales causas de la degeneración de la raza humana. Su consumo afecta el cerebro, el hígado, el páncreas, los intestinos, y el sistema nervioso central. El alcohol no solo reduce la cantidad de oxígeno que va al cerebro, sino que destruye las células del mismo, lo que puede resultar en amnesia, desorientación, alucinaciones, perturbaciones emocionales, y en casos de extremo abuso, ataques y desórdenes neurológicos. El alcohol causa daño metabólico a cada célula en el cuerpo y debilita el sistema de inmunidad. Al igual que el hábito de fumar, el consumir alcohol durante el embarazo es perjudicial para el bebé.

Hay muchísimas más consecuencias destructoras para la salud por el uso del alcohol. El riesgo de cáncer en el hígado, el colon, y cáncer del seno se incrementa con el consumo de alcohol. Una de las causas del alcoholismo es una dieta deficiente en comida fresca y sin procesar. Uno de los mejores métodos para combatirlo es consumiendo una dieta natural. Existen varios métodos de desintoxicación que ayudan a combatir el alcoholismo. Uno de ellos consiste en ayuno y consumo de jugos de frutas y vegetales. La duración de esta terapia depende con el grado de intoxicación de la persona.

LA ENFERMEDAD

El cuerpo, como cualquier máquina, tiene su manual con instrucciones para el cuidado y mantenimiento que requiere. Es lógico que, si no seguimos las instrucciones al pie de la letra, tarde o temprano vamos a tener problemas. Así como nos aseguramos de usar el combustible de mejor calidad para el auto, el cuerpo requiere cierta calidad de alimento para su óptimo funcionamiento.

Para la mayoría de la gente la enfermedad es algo misterioso. No entienden ni tienen el mínimo conocimiento de la razón por la cual el cuerpo se enferma. En su actividad natural, el cuerpo siempre trata de mantenerse saludable, y con la sabiduría y capacidad que tiene, reacciona en la debida forma para manifestar el estado en que se encuentra. **La enfermedad es una crisis creada por el cuerpo debido a intoxicación.** Cuando el cuerpo inicia una enfermedad, esta se puede manejar de una manera que puede concluir en la sanidad y curación, siempre y cuando se asista al cuerpo con la ayuda que requiere para su recuperación, como por ejemplo el ayuno, el descanso, aire fresco, ejercicio, baños de sol, y una dieta sin comida procesada. Es difícil que el cuerpo se enferme, siempre y cuando haya disciplina en seguir un régimen de vida saludable.

La enfermedad puede ser constructiva, o destructiva. En la enfermedad constructiva el cuerpo trata de librarse del exceso de toxinas acumuladas, como en el caso de catarro, o gripe, y es remediable, reversible. Luego de que el cuerpo logra librarse de un poco de congestión, va a poder funcionar mejor. En la enfermedad destructiva, o degenerativa, órganos del cuerpo como tejidos, los huesos, el hígado, el corazón, los pulmones, han sido afectados de tal manera que no hay posibilidad de reparación alguna.

SOLO EXISTE UNA ENFERMEDAD: INTOXICACION

Cuando un órgano está afectado, todo el cuerpo está afectado. Todos los órganos del cuerpo funcionan en equipo. Si alguno sufre, todos sufren. No es que tengamos una enfermedad aquí o allá. El hecho de que los síntomas sean en los riñones no significa que el resto del cuerpo no esté afectado. Significa que los riñones es el sitio que el cuerpo está usando en su esfuerzo por eliminar la intoxicación. Todos poseemos un metabolismo especial, y la manera como el cuerpo responde y actúa en cada situación es diferente en cada persona.

CANCER - Un sistema inmune correctamente alimentado puede defendernos contra toda célula que se haya tornado maligna o cancerosa. De dónde provienen estas células malignas? La dieta incorrecta, y en especial la falta de oxígeno, no proporcionan al cuerpo la nutrición apropiada para el funcionamiento de las células. Estas se debilitan, no pueden cumplir con la función que les corresponde y se transforman en parásitos, queriendo subsistir por medio de otras células. Se ha comprobado que una de las principales características de las células cancerosas es la ausencia de oxigeno. Generalmente, todo tumor maligno que se manifiesta en el cuerpo se le califica como canceroso. Comienza con una célula, o grupo de células. **Todos tenemos células cancerosas en nuestro cuerpo.** El sistema inmune las tiene bajo control y no les permite contaminar las células buenas, o propagarse, siempre y cuando este sistema inmune esté funcionando apropiadamente. Es por esta razón que hay que proporcionarle al sistema inmune los elementos necesarios para su correcto funcionamiento, como antioxidantes, enzimas, y todos los elementos orgánicos que se encuentran en la comida natural, sin procesar. La comida procesada, cocinada o muerta, no mantiene la vida. Cuando este sistema inmune se debilita, las células cancerosas tienen libertad de crecer, propagarse por todo el organismo y es cuando el cáncer se manifiesta a través de los tumores. El cáncer no se manifiesta de la noche a la mañana. Estos tumores requieren años para poder manifestarse, algunos internamente, otros externamente, unos crecen rápido, otros lentamente, unos se riegan por todo el cuerpo, otros no, unos son malignos, otros benignos. Generalmente, cuando el cáncer se manifiesta son muy pocas las probabilidades de curación. **El mejor antídoto contra el cáncer es la prevención.** Hay casos en que tumores cancerosos han desaparecido utilizando tratamientos naturales.

El sistema inmune está estrechamente relacionado con el sistema linfático, que está compuesto de grupos de células que nos protegen de infecciones y enfermedades. Para mantener el sistema linfático activo y saludable se requiere que el cuerpo tenga la actividad requerida para que el líquido linfático circule y transporte las toxinas para deshacerse de ellas en la sangre. **El sistema linfático requiere el ejercicio, o la actividad, para funcionar apropiadamente.** A diferencia de la sangre, el líquido linfático no depende del corazón para circular a través de los nódulos. Es por esta razón que el ejercicio y la actividad son de primordial importancia para mantener una buena salud. La tiroides, las amígdalas, el bazo, y millones de nódulos, son tejidos linfáticos que componen el sistema de defensa contra las enfermedades. Estos nódulos se concentran en el cuello, las axilas, las rodillas, y alrededor de los órganos genitales.

Frutas y vegetales contienen gran cantidad de anti-oxidantes, que son moléculas especializadas en proveer a las células las defensas contra las enfermedades. Laboratorios farmacéuticos están produciendo suplementos de anti-oxidantes sintéticos, los que no son recomendables. La mejor manera de obtener anti-oxidantes en la correcta combinación y balance para el beneficio del sistema inmune es la manera como la naturaleza los provee. Es el mismo caso que con los suplementos de vitaminas y minerales. Recientes investigaciones acerca del uso de estos suplementos han indicado que hay ciertos riesgos por el uso de vitaminas sintéticas. La idea de que entre más vitaminas se consuman, se puede obtener mejor salud, es un error. Cuando una sustancia, se consume en exceso, es una carga innecesaria para los órganos del cuerpo y se crea un des-balance en el organismo.

ARTRITIS - La artritis es una inflamación en las coyunturas o ligamentos del cuerpo. Esta inflamación se debe a la acumulación de ácidos producidos por la dieta. Todo alimento que sea procesado produce acidez. El peor causante de esta acidez es la proteína animal, como la carne y los productos lácteos. Cuando la dieta tiene una acidez excesiva, da ocasión a muchos problemas de salud. La ventaja de la artritis es que se puede atacar a tiempo, y con una dieta adecuada se puede curar. Es un proceso que toma tiempo, pero con paciencia, perseverancia, y la dieta apropiada, se logran buenos resultados. Soy testigo de ello, pues por tres años he confrontado el malestar de esta enfermedad. Lo más importante que he logrado observar es que los productos lácteos contribuyen a este mal, y fue lo primero que tuve que suprimir en mi dieta. Tuve malestares bastante incómodos, que aunque no era un dolor constante, ciertas posiciones de mi cuerpo me causaban incomodidad, especialmente sentado. También, especialmente en las mañanas, me dolían las coyunturas en los dedos de la mano derecha, las cuales estaban inflamadas. Los exámenes de rayos X revelaron que tenía artritis en la parte baja de la columna vertebral. Luego de seis meses de haber suprimido los productos lácteos, me siento mucho mejor, ya no tengo el malestar que sentía al sentarme y la inflamación en las coyunturas de la mano derecha ha bajado notablemente, aparte de que ya no siento el dolor que experimentaba cada mañana. En muchas ocasiones me atacaba un fuerte dolor en la parte baja de la espalda y sentía alivio con agua bien caliente. Afortunadamente entendí la razón de mis malestares de artritis, ataqué la raíz del problema y lo estoy superando. Mi propósito ha sido el evitar usar drogas, pues sé muy bien que la única función de estas es disimular la manifestación del problema, calmar el dolor. **Las drogas no curan enfermedades,** por el contrario, sus efectos causan daño al organismo. A pesar de la desagradable experiencia que he tenido con la artritis, estoy agradecido por el conocimiento que he adquirido para poder ayudar a otros que padezcan de esta enfermedad.

DIABETES – La diabetes es otra enfermedad muy común hoy día. Mi concepto es que la diabetes es la manifestación del desbalance alcalino-ácido en el cuerpo. Todo alimento que la naturaleza nos proporciona está perfectamente balanceado para proporcionar al cuerpo los elementos necesarios para mantenerlo saludable. Cada vez que consumimos comida procesada el cuerpo tiene que proveer los elementos necesarios para mantener ese balance alcalino-ácido. La función principal del páncreas es mantener el nivel de azúcar adecuado en la sangre. Debido al exceso de comida procesada que consumimos, el nivel de acidez del cuerpo es bastante alto y el páncreas tiene que compensar para mantener en balance esa acidez. Según esto, podemos decir que **toda persona que consume comida procesada es diabética.** El problema tenemos que confrontarlo cuando la diabetes se manifiesta. Con una dieta natural y un programa de ejercicio, la diabetes se puede controlar y curar. Existe la idea o concepto de que los diabéticos deben tener mucho cuidado en el consumo de azúcar para evitar complicar la enfermedad, mientras que pueden seguir consumiendo comida procesada y proteína animal. Esto es completamente absurdo y erróneo, ya que todo alimento procesado, y en especial la proteína animal produce acidez y sigue complicando el problema de la diabetes. Una dieta 100% vegetariana, con un mínimo de 80% de alimento sin procesar puede controlar la diabetes y curarla.

EL HIGADO – El hígado es uno de los órganos más importantes de nuestro organismo, sino, el más importante. Este órgano produce la energía que nos permite realizar las faenas diarias en nuestra vida. Desafortunadamente es el órgano que más se afecta por la dieta que consumimos. En especial el alcohol y las drogas, producen mucho daño a este órgano. **La gran mayoría de los problemas de salud que nos afectan tienen su origen en un hígado que no está funcionando correctamente.** Este órgano tiene que procesar todo alimento o sustancia que introducimos en el cuerpo, por consiguiente, su función es bien compleja. En especial la proteína y grasa animal, así como toda comida preparada con aceite, ocasionan congestión e inflamación en sus tejidos, lo que impide el apropiado flujo de bilis para realizar una buena digestión. El exceso de acidez producido por la proteína animal y la comida procesada se deposita en los conductos del hígado y los riñones y se calcifica, convirtiéndose en piedras o cálculos, los que impiden el funcionamiento de estos órganos. Hay varios métodos para desintoxicar y proteger estos órganos, como la dieta vegetariana y los jugos de frutas y vegetales.

OBESIDAD – La obesidad es una condición del cuerpo que no se le considera como enfermedad. Desafortunadamente es una de las causas de la mayoría de las enfermedades que vemos hoy día. Este problema que afecta a mucha gente tiene su causa, obviamente, en el alimento procesado, comida muerta, que el cuerpo no puede asimilar y se aloja en el organismo causando un sinnúmero de problemas en la salud. A esto se le puede agregar la falta de actividad o ejercicio. Mi concepto es que bajar de peso es algo que se puede hacer fácilmente mediante un plan de una dieta correcta y ejercicio moderado. El problema está en que no mucha gente quiere hacer el propósito de cambiar su vida, cambiar su mente, cambiar su dieta, y prefieren preparar su tumba con cuchillo y tenedor. A esto se debe la popularidad de las llamadas "dietas para adelgazar", pero a pesar de que pueden dar resultados, es temporal y no es la solución al problema. **Las dietas no es la solución al problema de la obesidad.** Por el contrario, pueden ocasionar más problemas en la salud.

La solución más práctica, y obvia, para combatir la obesidad, es atacar el problema de raíz y evitar comer todo aquello que es procesado y se ha convertido en basura sin nutrición o provecho para el organismo. Para poder hacer esto se necesita un firme propósito y un cambio de mente para proyectar esa nueva vida que se desea. No tiene sentido el que queramos cambiar nuestras vidas si mantenemos los mismos hábitos y costumbres que nos han traído problemas. La advertencia es que **LA OBESIDAD ES UNA BOMBA DE TIEMPO,** y si queremos evitar problemas en la salud, lo más prudente es atacar el problema lo más pronto posible.

GULA – La gula, o el exceso en el comer es otro error que cometemos contra la buena salud. Es un estado de la mente, costumbre o hábito, mediante el cual actuamos inconscientemente. Nos hemos condicionado a comer las tres comidas, desayuno, almuerzo y cena, sin reflexionar si de verdad tenemos hambre, o existe un apetito justificado para consumir esa comida. Se calcula que para que un alimento procesado pueda ser completamente digerido o utlilizado por el cuerpo se requiere por lo menos 36 horas. El tratar de consumir tres comidas al día impide al cuerpo el poder manifestar un apetito o hambre genuina, y sobrecarga al organismo de alimento que no es digerido completamente y congestiona el cuerpo, dando ocasión a la obesidad y muchos problemas en la salud. La costumbre de servir en el plato porciones grandes ocasiona el comer en exceso. Otro error es el no masticar apropiadamente cada bocado. Si comemos concienzudamente, mejor dicho, si ponemos nuestra mente en la actividad que estamos realizando, podremos obtener un mejor provecho de cada alimento, asegurándonos que cada bocado está bien mezclado con saliva y así poder obtener una buena digestión, de esta manera nuestro apetito quedará satisfecho con una porción apropiada. Ha sido mi experiencia, que el masticar apropiadamente cada bocado ha significado una gran diferencia en mi salud. Me siento satisfecho con una porción apropiada, puedo digerir mejor las comidas y me siento con mucha más energía. Haga el ensayo, convierta cada bocado en una maza líquida y verá los resultados, se lo garantizo, se va a sentir mucho mejor.

Hemos analizado que el desayuno es una comida innecesaria y que el alimento que mejor puede ser utilizado por el cuerpo es el almuerzo. Al concluir el día no es aconsejable cargar el cuerpo con una comida pesada. Mi consejo es planear el día para consumir un buen almuerzo, y algo bien ligero por lo menos tres horas antes de irse a la cama. Le garantizo que este plan le proporcionará la energía y nutrición para mantenerse saludable.

EL SEXO: ENERGIA QUE CURA

A través de las civilizaciones de la historia de la humanidad, el sexo siempre ha tenido una importancia especial. En la cultura oriental de la antigüedad, y aún hoy, el sexo tiene una relación muy importante con el bienestar físico de la persona. En comparación, la nueva cultura occidental, ha creado ciertos tabús o ideas que se relacionan con creencias religiosas, y hay conceptos erróneos que califican el sexo como algo malo o pecaminoso. En algunas culturas hispano-americanas, aún dentro del matrimonio, se considera el sexo como un acto que nos hace sentir culpables de una falta o pecado espiritual. También, existe la creencia que el pecado que Adán y Eva cometieron fue el haber tenido relaciones sexuales.

Desde muy antiguamente en las culturas de la China y la India, el sexo se ha apreciado como algo muy natural en el desarrollo y funcionamiento del cuerpo humano. La capacidad que tiene cada persona de procrear y conservar la especie ha inquietado a muchos estudiosos desde la antigüedad. Muchos descubrimientos que se lograron en la antigüedad respecto a la energía sexual se consideraban como un conocimiento que se debía mantener en secreto. Se descubrió que ciertas manifestaciones del cuerpo se pueden controlar por medio del sexo. El pene y la vagina poseen determinados puntos que al estimularse provocan reacciones en diferentes partes del cuerpo. Así como la acupuntura funciona a través del flujo de energía de una parte del cuerpo a otra, el sexo, aparte de proporcionarnos la facultad de procrear y mantener la especie, puede proporcionar al cuerpo muchos beneficios.

Este estudio es muy complejo y luego que adquiera más conocimiento al respecto me gustaría escribir algo acerca de este fascinante tema. Por ahora, solo quiero dejarle la inquietud, que la función sexual que existe en el reino animal, en especial el hombre, es algo maravilloso que podemos utilizar para complementar nuestra felicidad. Desafortunadamente, debido a la ignorancia en las cosas espirituales, el sexo se ha convertido en una maldición y es causa de muchos problemas como aborto, enfermedades venéreas, prostitución, infidelidad, infertilidad, impotencia, homosexualismo, y abuso sexual. Hay bastante información al respecto, gracias a la tecnología del internet, disponible para todo aquel que se interese.

Un libro que hay en español y me parece bueno, se titula "Sexo que cura: el poder del Yin y el Yang", su autor se llama Zaihong Shen. Se lo recomiendo.

DESEO DIVINO

"Amado, yo deseo que tú seas prosperado en todas las cosas, y que tengas salud, así como prospera tu alma". 3 Juán: 2

Te recomiendo que ames y cuides ese tesoro que es tu salud, pues de ella depende tu felicidad. No tienes disculpa si no lo haces pues tienes todos los medios a tu disposición. Consulta a diario con esos doctores que siempre están a tu servicio, sin costo alguno y con la seguridad de que son los especialistas que necesitas para los problemas que encuentres en tu vida.

LOS SIETE DOCTORES DE LA NATURALEZA

Estos son los doctores que nos pueden proporcionar una vida saludable y feliz.

1. La Mente
2. Aire Fresco
3. El Sol
4. Ejercicio
5. Descanso
6. Ayuno
7. Comida Natural

CONCLUSION

La decisión es suya. Si quiere tener un cuerpo saludable y disfrutar de la vida, tiene que esforzarse para lograrlo. La juventud, donde disfrutamos de un cuerpo que aguanta nuestras negligencias y abuso, pasa muy rápidamente y luego tenemos que confrontar las consecuencias de la ignorancia respecto a nuestra salud. Llegar a esa edad madura, la vejez, no significa que tenemos que enfermarnos o ser incapacitados, podemos programar esos días, planearlos para que sean días de bienestar, y no de dolor y angustia, pero si no toma usted mismo la decisión, nadie lo va a hacer por usted.

No ha sido mi intención criticar o ridiculizar a alguien. La mayor parte del contenido de este libro ha sido producto de mi propia experiencia e investigación. Creo que cada persona debe poseer una meta, o propósito en su vida, física y espiritual. Pero para lograrlo debemos entender la razón por la cual vivimos. Personalmente, creo que el mayor error que una persona pueda cometer en su vida es el no saber utilizar la mente, su cerebro, y conformarse con las costumbres y tradiciones que ha heredado. Esta es una de las causas que impiden el desarrollo, el progreso y el éxito de una persona: física, intelectual, y espiritualmente. Los fundadores de los Estados Unidos fueron aquellos que sufrieron persecución por causa de la tiranía en ciertos países Europeos, que consistía, mayormente, en ideas religiosas. En otras palabras, emigraron a América con el deseo de obtener libertad religiosa, practicar lo que estaba en la conciencia de ellos, la manera como deseaban relacionarse con Dios.

Si quiere cambiar su vida y su salud, tiene que cambiar su mente. El hombre jamás podrá inventar o idear algo que pueda superar o reemplazar lo que le ofrece la naturaleza para su bienestar y felicidad.

Nunca debemos conformarnos por lo que somos o conocemos. Mi mayor propósito y deseo al escribir este libro ha sido el que, todo aquel que lo lea pueda reflexionar y descubrir muchos secretos de la maravillosa ciencia que existe en el cuerpo humano. Como ya mencioné, nuestra felicidad se basa en el bienestar físico y espiritual. Por qué no esforzarnos por ello? Nadie sobre la faz de la tierra lo va a hacer por nosotros.

Empecé mis estudios e investigación en el campo de la nutrición en 1978. Aún sigo aprendiendo cada día, y me asombro cada vez más de la magnitud de la profundidad del misterio que hay en esta ciencia. A pesar de ser una tarea difícil, sigo con la inquietud de seguir descubriendo más secretos. La biblia nos dice: **"Las cosas secretas pertenecen a Jehová nuestro Dios; más las reveladas son para nosotros y para nuestros hijos para siempre, para que cumplamos todas las palabras de esta ley" Deut. 29:29.**

Creo que si soy inquieto tratando de obtener conocimiento, tengo que ser necio. El estar en contra de la opinión del mundo es una necedad que lo hace a uno objeto de crítica. Pero vale la pena. Puedo decir con toda la seguridad y sinceridad de mi corazón que jamás me arrepiento de haberme embarcado en esta "aventura", y que el conocimiento y sabiduría que he adquirido es una inmensa riqueza que poseo.

El hecho de que nosotros no apreciemos el tesoro y la riqueza que poseemos cuando estamos saludables, es un misterio que solo la eternidad lo puede descifrar. Tal vez si abrimos nuestros ojos espirituales y contemplamos la naturaleza podemos observar tantas cosas que podemos aprender. Dependemos de la naturaleza, pero la estamos destruyendo. Cuál va a ser el resultado al final? Una crisis que se avecina, que el mundo no ha vivido ni tiene idea. Estamos destruyendo la atmósfera, la tierra, el mar. Cada vez que consumimos el alimento que crea desperdicio y polución, como la carne y los productos lácteos, estamos contribuyendo a esta destrucción. **El matar animales para saciar nuestro apetito pervertido nos está matando. El estado lamentable de la degeneración de la raza humana, con todas las enfermedades y decrepitudes mentales, físicas y espirituales, es causado por el consumo de la comida cocinada, y la proteína animal.** No es fácil poder entender esto que acabo de decir. Se necesita un entrenamiento intenso de la mente para poder captar su significado. Personalmente, me tomó bastante tiempo para poderlo entender, y usted lo puede hacer, si así lo desea.

Los hábitos se adquieren con la repetición de nuestras acciones, y este libro requiere leerlo más de una vez para que nuestra mente aprecie las nuevas ideas y conceptos que contiene.

Apreciado lector, espero que usted sea una persona que tiene la capacidad de usar su mente y reflexionar en estas cosas. Es su vida, su futuro, y usted es el único que puede decidir.

Por mi parte, luego de mi último suspiro, dormiré en paz con mi conciencia tranquila y paz en mi corazón de que cumplí con mi obligación de compartir todas estas cosas que me fueron reveladas y me libraron de la ignorancia con que vine a esta vida.

Para concluir, escucha estas palabras sabias:

"EL FIN DE TODO EL DISCURSO OIDO ES ESTE: TEME A DIOS Y GUARDA SUS MANDAMIENTOS, PORQUE ESTO ES EL TODO DEL HOMBRE".
Eclesiastés 12:13

AMEN

BIBLIOGRAFIA

Hay millares de libros que hablan de nutrición. Desafortunadamente, la mayoría de ellos contienen información errónea y hay que tener cuidado al leerlos. Poseo una inmensa librería, pero puedo contar con los dedos de mi mano los libros que vale la pena leer. La única manera de identificar la verdad y el error es estudiar, investigar y experimentar. No se puede aceptar todo lo que se lee, simplemente porque alguien quien tiene un diploma lo dice. Mi consejo a todo aquel que esté interesado en el tema de la salud y la nutrición es: adquiera toda la información que pueda. El internet es un buen medio de investigación, y hay mucha información disponible, pero hay que saber qué se puede aceptar o rechazar. Hay muchos libros con títulos que son llamativos y parecen interesantes, pero están llenos de error.